WOMAN ON FIRE
Alles über die fabelhaften Wechseljahre

炙热的你

关于了不起的女性更年期的一切

〔德〕希拉·德利兹／**著**　　〔德〕路易莎·施托默尔／**绘**

马心湖／**译**　　黄亦舒／**审订**

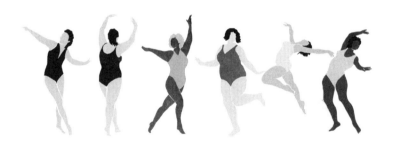

北京科学技术出版社

这只是个开始，并不是结束。

一切都会变得不一样。

——英国辣妹组合成员玫兰妮·切斯霍姆

前 言

亲爱的读者：

很开心能与你在这本书中相遇！你之所以会翻看这本书，很可能是因为你正处在更年期，或者你的最后一次经期已经过去了很久。你可能出现了一些不适的症状，也可能没什么感觉。但我相信，你很可能觉得自己对这个人生阶段所发生的一切了解得并不够多。毕竟，大部分女性很少谈论自己人到中年后出现的变化，而造成这种沉默的原因似乎是潜意识中的羞耻感。我可以肯定的是，羞耻感和难以言明的挫败感是老一辈女性对绝经闭口不谈的主要原因。放在以前，这其实就不正常；但如果现在我们女性还是对此三缄其口，那就很可笑了。

容我简单地做个自我介绍：我叫希拉·德利兹，是个妇科医生。我的使命是消除人们长期以来对更年期的误解。没错，我是个医生，但是在这本书中，我会把读者你当作我的朋友。在平时问诊的过程中，我和很多患者都成了很好的朋友。我希望在你的身体出现这样或那样的变化时，这本书能伴你左右。我们的关系不局限于医生和患者，因此我们没必要过于拘束。

在你开始阅读本书前，我要给你提个醒：在这本书中，我将揭露许多医学界的秘密，它们可能和你目前了解的有关更年期的知识大相径庭。我写的一些东西可能会导致你和你的朋友、家人甚至医生发生争执，但请相信，我跟你说的都是事实。我对你所讲的、所建议的，和我对我的姐妹、朋友乃至我自己所说的别无二致。这么多年来，女性都被误导了。最糟糕的是，很多时候，治疗指南的编写没有女性参与。在妇科这个领域，这其实是司空见惯的事情。涉及我们女性和我们身体的决议通常是由男性成员占大多数的委员会躲在封闭的科学大门之后定下的。

然而，有关女性更年期的现代医学发展进程需要你来推动。但这只有在你掌握基础的知识、了解所有的事实并能为自己做决定时，才有可能实现。太多时候，我们把对身体的决定权全都交给了医生，从不对他们进行质疑。当然，如果我的脚崴了，我会把处置的决定权都交给医生。但是，对于如何应对更年期这件事，你必须积极参与。而只有当你具备了一定的知识，你才能这样做。我指的知识不是互联网上的小道消息，也不是朋友圈中半真半假的推广性文章，而是有关你的身体的真相。到了这个阶段，你必须好好照顾自己的身体，只有这样，你才可能拥有超棒的人生第二阶段。是的，你没看错，我就是这么说的。更年期才不是什么"人生的深秋"，这种说法实在是老掉牙。其实，更年期应该是人生的盛夏，我会在接下来的章节中向你展示我这样说的理由。在更年期，我们需要制订一个计划，并且合理使用一些药物。应该如何做呢？跟着我一起来看看更年期的不同阶段吧。每个阶段都有些重要的事情等着你去做，你要以全新的视角来认识自己。可能在某个阶段等待你的是你一直想要成为的自己，那个坚强、性感、终获自由的你。我很高兴有机会成为你的领路人。

使用手册

你可以一章接一章地读这本书，也可以把它当作工具书，根据自己的需求翻阅。

　鉴于很多读者时间有限，我在一些章节的末尾设置了"总而言之"板块，用来陈述和总结前文中的重要事实。

　在"原来如此"板块中，我将进行知识串讲。这样，你既可以掌握要点，也可以在阅读过程中了解前文中的亮点。

　"真相炸弹"板块的主要作用是辟谣，它能帮你抛弃过时的思考方式和观点。

　"学霸专属"板块介绍的是相对枯燥、艰深的专业知识，有兴趣的读者可以读一读。

你如果有其他问题或想说的话，请发邮件到 info@dr-deliz.de。我们团队会竭尽全力满足你的要求！

目　录

PART
ONE
第一部分
基础知识

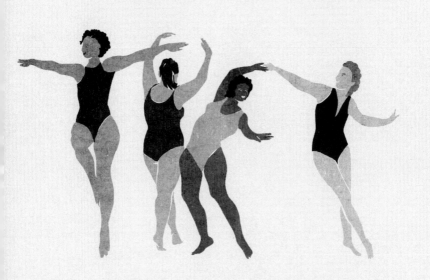

第一章
你的私人救火指南

　　我有个好消息要告诉你：你是新一代女性中的一员。我们生活的年代与以前完全不同。与历史上的任何一代女性相比，我们可以更长久地保持好身材、保持健康状态和享受生活。但是，人们的观念还停留在 150 年前：当时，更年期的痛苦是个无足轻重的话题，因为那时的人们在 45 岁时已经接近生命的终点，活到 50 岁已经算是长寿了。即使是在第二次世界大战后，乃至到了 20 世纪 80 年代，50 岁的人就算是进入了老年期，60 岁的女性会被称为老太太。更年期的痛苦被老年人常患的慢性疾病的病痛掩盖，同时，社会风气也使之成为无法被公开讨论的话题。

　　如今，我们中年女性身兼数职，是自己生活圈的核心，每天都要为无数的琐事操心。然而，中年女性的激素水平依然按照古老的规律波动。激素水平波动带来的身心变化有的轻微而隐秘，有的则如疾风骤雨。虽然我们可能比我们的外婆和妈妈在同一年龄段时显得年轻，也做了一些她们没有机会做的事情，比如穿比基尼或者去看摇滚演唱会，但我们对于更年期的医学认知仍然停留在 20 世纪 80 年代的水平。换句话说，我们的社会已经进步了很多，但医学认知还在后面一瘸一拐地跟不上时代。如今 40 岁以上的女性缺少能让她们全面了解自己身体状态的教育。当前对更年期的认知水平和 20 世纪 50 年代对月经的认知水平没什么区别，人们都讳莫如深，知之甚少。有关月经的教育现在至少还是有些许改善的，大部分妈妈会在女儿进入青春期的时候和女儿坐在一起，告诉她为什么会有月经，以及如何使用卫生巾和卫生棉条。但是，当我们在中年经历体内剧烈的激素变化时，可没有人和我们来一场这样的谈话。既没有年岁更大的充满智慧的长者教我们如何为更年期做好准备，也没有妇科医生开诚布公地与我们聊一聊。我们进入的是一个未知的领域。我们所能了解到的信息并不多，而我们能够获得的信息不仅听上去乏味，还让我们觉得"生无可恋"：不是让人痛苦的，就是让人沮丧的。这让我们觉得更年期与痛经和经前期综合征一样，仿佛也是针对女性的一种诅咒。女性只能熬过去，最好不要抱怨，所有的解决方法都不是最优的，因为大自然就是这么设计的。

我写这本书，就是想告诉你，没必要这么想。你无须遵从大自然设计的方案，那样做会让你感觉越来越糟，越来越虚弱。对于更年期，我们迫切需要更新观念。因此，我为你准备了一个替代方案，一个更好的方案。这个方案能让你感觉良好，不仅没有那些恼人的症状，还精力充沛、精神舒畅。最棒的是，你会更容易变得舒服，不会因为缺乏激素而在漫长的岁月里痛苦煎熬。更重要的是，你将变得更加健康。我们将全方位地了解到，缺乏激素是我们年老后生病的主要原因，也可能妨碍我们在孩子的婚礼上跳舞，或者在旅行途中欣赏帅气的男服务生。

然而，我们 40 多岁的时候就可能出现很多原因不明的症状，如抑郁、萎靡不振、关节疼痛、心律失常、头痛、长斑等。这些症状其实也是缺乏激素导致的。有的问题只在更年期才显现，一开始只出现零星的症状。很多女性认为自己没有缺乏激素的症状，因为她们没有感到潮热，但她们通常有其他的健康问题，只不过她们并不知道这些问题也是由激素缺乏引起的。她们的医生其实也一样无知。

原来如此

对于即将开启的人生下一阶段，你需要制订一个完备、具体和可执行的方案。只要按方案执行，60 多岁时你就会感谢现在的你。

对更年期无知的不只有普通人。即便是医生，甚至是妇科医生，也很少接受与更年期相关的培训。在我刚 30 岁，还是住院医师时，我还认为更年期的各种症状是在最后一次月经结束后才开始出现的。此外，我还认为女性的激素水平在 50 岁左右才开始下降，之后一路下滑。后来我才明白，我们的激素水平从接近 40 岁的时候就开始出现轻微变化了，这也会导致我们的情绪出现一定程度的波动。这个不易察觉的过程被人们称为"前围绝经期",它通常是和围绝经期(也就是我们通常所说的"更年期")无缝衔接的。围绝经期是个相当长的时期,最后一次月经前后的时间都被算在内。

大部分女性不明白自己为什么会在围绝经期感到不舒服,特别是当她们还不到 40 岁,就更没有人倾听她们的痛苦了。这就是我要告诉你这些科学知识的原因。亲爱的读者朋友,让我们迈出第一步,一起来学习有关女性性激素的一切。这能让你"读懂"在我们的人生进程中发生的那些变化。我们的大部分器官都受激素影响,不仅如此,我们的很多情绪和身体的变化也与激素分不开。家里有处于青春期的女儿的人都明白激素的第一轮"攻击"对一个人的影响有多大。经历过怀孕和分娩的女性也都明白激素的第二轮"攻击"有多么猛烈。而更年期的激素水平波动是对女性的身体、头脑和灵魂的第三轮"攻击",其猛烈程度相较前两次有过之而无不及。

原来如此

大部分人的前围绝经期从 38~44 岁开始,此时会出现轻微的、难以察觉的激素水平变化。

前围绝经期结束后,女性就进入了围绝经期,即更年期。它会持续到绝经期后的一至两年。本书中的绝经期指的是末次月经后的 12 个月这个时期。

你要想了解更年期,并且平稳度过这个阶段,必须正确认识女性性激素。但是，我们中只有很少的人能做到这一点。激素，特别是女性性激素，一向以神秘、变幻莫测著称。人们认为激素非常复杂，难以理解。但是，我们今天就要改变这种观念。每种激素都不只是一个分子式。每种激素都有自己的使命，有自己的典型特征——是的，激素也有自己的"性格"。为了深入了解激素，让我们前往"激素好莱坞"吧。现在就出发！

"激素好莱坞"

"激素好莱坞"中有三位"女士"扮演了最重要的角色。她们让我们拥有了曲线和月经周期，决定了我们是对一个男人感兴趣，还是想把他拉入黑名单。让我们一起热烈欢迎三位激素界的大明星：雌激素、孕激素和睾酮！

这三位明星各有优点和缺点，如果我们的身体安排妥当，让她们通力合作，那么我们将格外舒心。为了更形象地说明这三种激素的特点，我们借用 21 世纪初好莱坞热门电影《霹雳娇娃》中的角色来阐述。在这部电影中，三位女主角迪伦、纳塔莉和亚历克丝是有勇有谋并且美貌的私家侦探。她们穿着时尚，大秀功夫，打击罪犯的同时也寻找着自己的真爱。

如果做类比，雌激素扮演的就是迪伦：在电影中，迪伦婀娜多姿，有情调，爱幻想，还特别热心肠，是三位娇娃中最随心所欲的一位。雌激素就是与曲线、幻想、浪漫和戏剧性相关的激素。迪伦在电影中经常哼唱流行歌曲，比如《我心永恒》。雌激

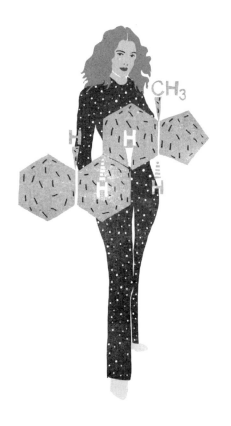

素让我们沉迷于英国歌手艾德·希兰（Ed Sheeran）的《完美》。雌激素是所有凹凸有致的模特的守护神，也是性感内衣的匿名代言人。

雌激素在身体和心理层面促使我们拥有所谓的"女性特质"：包括操持家务、追求美丽、向往家庭，也包括在二三十岁的适合年龄成家立业，并且在处理婆媳关系和上下属关系上游刃有余。我们还有些很有趣的表现也和雌激素有关，比如忽然特别想买鞋，或者课间喜欢和小伙伴一起上厕所。但是，雌激素也会让我们有些不理智，比如老是想和周围的人比较："我比她漂亮吗？我比她聪明吗？"雌激素还让我们特别在意他人的看法。成年女性或许学会了应对这些问题的方法，可是青春期的女孩正处于身体发生巨大变化的时期，她们的自尊心可能会因雌激素的泛滥而受到重大打击。

学霸专属

雌激素实际上是雌二醇、雌酮、雌三醇三种激素的总称。

1.雌二醇（也被称为 E_2，17β－雌二醇是其中一种重要类型）：活性最强的雌激素，由卵巢分泌，同质性激素替代疗法中最常用的成分。

2.雌酮：绝经期后期主要由脂肪组织产生，活性比雌二醇弱。

3.雌三醇：活性最弱的雌激素，由胎盘产生。常通过阴道软膏进行补充。

这三种激素都是雌激素，就像红富士苹果、黄元帅苹果和国光苹果都是苹果一样。

雌激素在生育过程中起着非常重要的作用：促进子宫内膜生长，为受精卵的到来做好准备。除了生育外，雌激素还对女性保持身体曲线的优美、皮肤的光泽红润、胸部的丰满、关节的灵活、阴道的湿润、尿道括约肌的密封性良好和骨骼的强韧等起着重要作用。在雌激素的影响下，女性更有活力。雌激素好比女性的燃料，女性全身则遍布雌激素受体。

雌激素影响着女性身体中几乎所有的细胞，也因此影响着很多器官和组织：血管、心脏、大脑、关节、乳房、皮肤和骨骼等。它的影响范围可比我们以为的大得多。

原来如此

雌激素的作用：

锁住水分，特别是胸部、双手及双脚的水分；

在月经周期的前半段促进子宫内膜生长；

保持女性曲线；

促进胸部发育；

使女性有照顾人的欲望；

保持阴道湿润；

维持阴道菌群健康；

帮助皮肤和结缔组织生成胶原蛋白；

使女性情绪化；

预防动脉粥样硬化；

保护大脑；

强健骨骼。

为了抵消雌激素导致的子宫内膜增生、水潴留和情绪波动，身体还为我们准备了另一种激素——孕激素。孕激素扮演的角色是《霹雳娇娃》中的纳塔莉。电影中的纳塔莉热爱运动、身材苗条，是最洒脱的娇娃。她喜欢身穿蜘蛛侠内裤跳舞。她喜欢冲浪，有着运动员般健美的身材。她从不把琐事放在心上，是典型的加州女孩。

孕激素在月经周期的后半段产生，也就是在排卵后产生。它在子宫中为受精卵建好"卧室"。它帮助身体排水，缓解经期前乳房的胀痛。此外，它还作用于大脑中的 γ－氨基丁酸(GABA)受体，让女性放松下来，进入深度睡眠。

当有人惹恼我们时，孕激素让我们更容易冷静下来，给日常生活带来宝贵的宁静。不过，孕激素分泌过多会让我们懒得社交，喜欢沉思。后面我们会讨论更多有关孕激素的问题。

原来如此

孕激素的作用：

在血管和营养物质的帮助下，在月经周期后半段促进腺体的产生和新生血管的形成，为迎接可能到来的受精卵做好准备；

激活大脑中的 GABA 受体，使精神放松；

帮助身体排水；

刺激乳腺形成。

我们要了解的第三种激素是睾酮。听到这，很多人肯定在

"激素好莱坞"

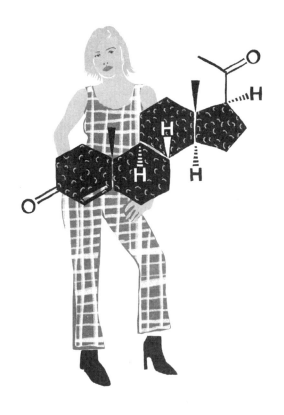

想：等一下，睾酮不是像施瓦辛格那样的"肌肉男"的标志性激素吗？是的，这么说没错。但是，正如男性体内有少量的雌激素和孕激素一样，女性体内也有睾酮，只是女性体内的睾酮比男性的少得多。对女性来说，睾酮是一种常常被忽视和低估的激素。睾酮对应的是《霹雳娇娃》中的亚历克丝。她在影片中身着黑色皮衣，头发总是一丝不乱。她是酷和性感的代名词。她毕业于哈佛大学，精通国际象棋，是功夫高手和拆弹专家。她头脑冷静，运筹帷幄，必要时能进行精准打击。在三位女主角中，她最不容易因男性丧失理智。

不仅卵巢可以产生睾酮，肾上腺皮质也可以（这一点之后会变得很重要）。睾酮与雌激素一起产生，其水平在月经周期中随雌激素水平波动而发生波动，但睾酮水平的波动一般比较轻微。适量的睾酮有助于增加肌肉，提高基础代谢率（即促进新陈代谢），这样人更容易消耗能量，就不那么容易发胖。对我们女性来说，睾酮是一种让我们精力充沛、体形优美、果断和自信的激素，也是提高性欲的激素。因为睾酮水平随着雌激素水平波动，在排卵日前后升高，这会点燃我们的欲火，让我们在排卵前后觉得自己格外性感。此外，睾酮水平的上升让我们在排卵期更喜欢社交和外出，觉得身边的人比平时更有趣，更可能对帅哥或让我们觉得性感的气味产生兴趣。

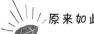 **原来如此**

睾酮的作用：

维持肌肉量；

提高性欲；

使头脑冷静；

使精力充沛。

有趣的是，在排卵前后，女性看到伴侣的微笑时会觉得他很可爱，并做出积极的回应，可在月经来潮前她们可能又会觉得伴侣的微笑令人生厌。较高的睾酮水平会让女性感觉良好，并且不介意与伴侣做一些"床上运动"。最令人感到兴奋的是睾酮在更年期对女性心理状况的影响——这一点我会在后文中详述。

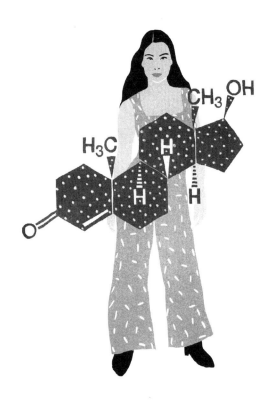

总而言之

女性体内十分重要的三大性激素是雌激素、孕激素和睾酮。

雌激素是负责保持女性浪漫气质和身体曲线的激素，也是让女性喜欢照顾他人的激素。

孕激素对放松精神、保持良好睡眠和避免身体水肿具有十分重要的作用。

睾酮对维持肌肉量、增强决断力和提高性欲至关重要。

女性月经周期的基本知识

在更年期，我们的状态会起伏不定：一会儿开心，一会儿伤心，一会儿又变得愤怒；一会儿觉得自己特别性感，一会儿觉得自己一点儿也不好看；一会儿觉得累瘫了，一会儿又觉得自己浑身充满了力气。

为了理解处于更年期的女性在何时会有怎样的感受，我们必须了解在典型的月经周期中，三大性激素是如何对我们女性的身心造成影响的。几乎所有的更年期问题和症状都可以围绕月经周期来解释。让我们从与月经周期相关的最基本的知识开始讲起。

在前文中，我们已经对月经周期的三位"女主角"（性激素）的优点和缺点有所了解了。无论是在电影中，还是在我们的身体中，三位女主角都不是孤身作战的，而是有一支队伍在后面支持着她们。在电影中，支持她们的是博斯利和查利。让我们简单了解一下这两位幕后大佬。查利是电影中"只闻其声，不见其人"的人物，十分神秘。他是最高指挥官，负责通过电话给三位娇娃下达指令。唯一见过查利的人是博斯利，他是个待人亲切但有点儿健忘的联络官。在我们身体中，与他们相对应的器官是下丘脑和垂体，它们分别是大脑中的最高指挥官和联络官。

只要发现有激素缺乏的情况，下丘脑（查利）就会向垂体（博斯利）发出指令。垂体也时刻监测着血液中的激素水平。如果某种激素的水平下降到很低的程度，垂体就会对下丘脑发出的信息做出回应，即将某种激素更多地输送到血管中：月经周期的前半段输送的是促卵泡激素（FSH），后半段输送的是黄体生成素（LH）。体内的雌激素、孕激素和睾酮的水平交替上升，直到下丘脑和垂体感到满意了，释放这些激素的腺体才不会那么活跃。

以上的整个过程被称为激素负反馈调节，我们可以将其与汽车的自动空调系统调节车内温度的过程进行类比：当温度达到目标值时，系统就会自动停止制冷。

在月经周期的前半段，垂体向卵巢发送指令，雌激素就在卵巢的卵泡中生成了。卵巢通过卵泡分泌雌激素。此外，卵泡膜像保鲜膜包裹食物一样包裹着卵泡，等待"大日子"的到来。

但是，最终并非所有卵子都会被排出：这就像选秀节目一样，有很多候选人等待被选择。卵子都是在卵泡这个小壳中成熟的（专业的说法是"卵泡发育成熟"）。卵泡成熟大约需要100天。在每个月经周期，卵子都在变得更加成熟，希望达到标准，下个月被选中。卵泡越来越大，在超声影像中看起来像小囊肿（这也是为什么大部分囊肿是无害的，这只是你的卵巢在工作的证明而已）。

垂体分泌的促卵泡激素则会让卵巢生产睾酮，睾酮会通过代谢转化为雌激素雌二醇（这个事实在更年期十分关键）。雌激素帮助子宫一层又一层地"铺"内膜，以便胚胎轻柔地着床。雌

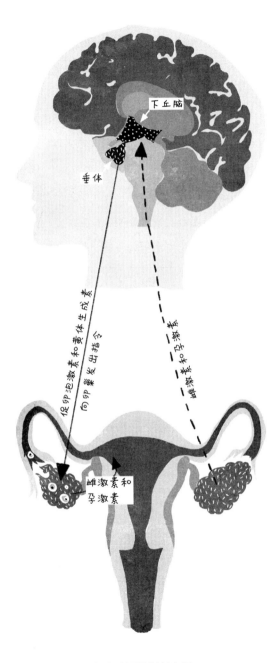

女性月经周期的基本知识

激素在月经周期的前半段发挥主导作用，此时孕激素尚未粉墨登场，因此雌激素有时间进行自己的表演。很多女性认为自己在经期刚结束时状态是最好的：没有经前期综合征，没有痛经，也没有偏头痛；心情晴朗，有了出门的动力。很多经前期综合征非常严重的女性告诉我，只有在月经结束后的那一周，她们才觉得自己是正常人。

当一颗卵子拥有了最佳的品质，在竞争中获胜，一切都会按计划进行：这颗卵子会在月经周期的中期被排出——月经周期的长短不同，卵子排出的时间有很大不同。有些女性月经周期比较短，可能在月经周期开始后的一周内排卵，而有些女性可能会在月经周期开始后的2~3周排卵。排卵后，破裂的卵泡膜像被戳破的气球一样落在卵巢上。大自然母亲是真正的"管理大师"：卵泡膜在完成第一项任务后，马上又会领到第二项非常重要的任务——产生孕激素。这一过程只发生在月经周期的后半段。这真是大自然令人惊叹的杰作。很快，破裂的卵泡膜摇身一变，成了一个约1厘米长的腺体样结构——黄体。黄体听从垂体和下丘脑的指挥，能够产生孕激素（大自然母亲，您真的太伟大了！一场史诗级别的"涡轮改装升级"就这样完成了！）。

孕激素的任务是让子宫内膜准备好"接待"受精卵。雌激素已经不能让子宫内膜长出更多细胞了，现在唱主角的是孕激素，它把血液和营养物质带入子宫内膜备用。

接下来，孕激素和雌激素的水平在月经周期的后半段逐渐下降，黄体逐渐变小，最后消失——任务完成后，黄体消失得像它出现时一样迅速。当孕激素水平下降到低于雌激素水平时，月经就来了：由于没有"客人"光临，准备"待客"的东西全部都会被血液运走。于是，我们的月经周期重新开始了。

总而言之

月经周期的前半段是随着月经来潮开始的。月经周期中期排卵时，雌激素会帮助子宫一层接一层地生成内膜。

排卵后，卵泡破裂后留下的卵泡膜会产生孕激素。

孕激素减缓了子宫内膜中雌激素的分泌，在子宫内膜中为受精卵准备好营养物质。

只有在完全排卵后，卵泡膜形成的黄体才会产生足量的孕激素。

未排卵 = 没有黄体 = 没有孕激素！

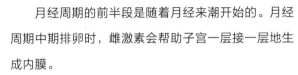

有关更年期的重要事实

1. 在经期还很规律的时候，其实更年期就已经开始了，持续时间可达 10 年；

2. 进入更年期后，女性往往先出现与性器官无关的症状，如头痛、抑郁或关节疼痛；

3. 医学院和专科培训中都没有专门讲授更年期知识的课程！

人生后半程的变化

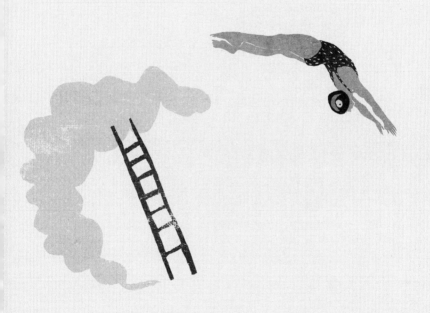

第二章
前围绝经期——我看到火在烧

现在，让我们回顾一下之前讲的知识：每个月经周期，在众多卵子中都会产生一个"胜者"。作为发育得最好的卵子，它会优雅地从卵巢中一跃而出。卵子成熟后残留的卵泡膜变为黄体，黄体开始分泌我们的"冷静激素"——孕激素。孕激素帮助子宫内膜为受精卵的到来做准备。在月经周期的后半段，孕激素水平将达到理想状态。

不过，卵子的总数量从我们出生时就是确定的，没有一颗卵子是后天产生的。虽然人类卵子的"保质期"比其他动物的卵（比如鸡蛋）长得多，但是它们的好状态也不是永久的。从38岁左右开始，我们会发现自己的月经周期变得不那么规律了。过了全盛期的卵子变得不像从前那样优雅。人们称这一阶段为"前围绝经期"。"前围绝经期"这个词听起来很可怕，特别是对还有生育愿望的女性来说。但是，需要明确的一点是，并非一到这个时期我们体内的激素马上就会陷入混乱，刚开始我们的身体只会有些

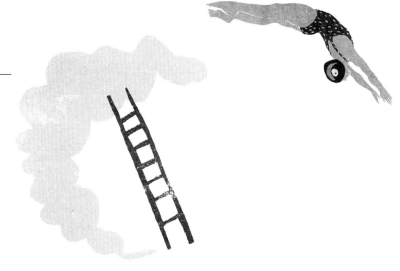

轻微的、持续的不适。

前围绝经期可以持续 5~10 年，直到悄无声息地过渡到围绝经期。

原来如此

从 38 岁左右开始，月经周期会发生变化，可能时而规律，时而不规律。人们称这个阶段为"前围绝经期"。

前围绝经期的症状

从 35~40 岁的某一时刻开始，偶尔会出现排卵不理想的情况。但是这也没什么。还记得吗？一个卵泡需要 100 天的时间才能发育成熟。在这 100 天中，我们在身体或精神上承受的任何巨大压力都会导致卵泡难以顺利发育，也会影响排卵，有时甚至会导致不排卵。如果不排卵，黄体就不会形成，身体在月经周期后半段就会表现不佳。这会使我们的"冷静激素"——孕激素的水平偏低。

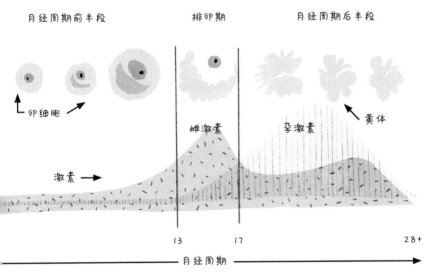

前围绝经期出血

因为"卵子炮弹"没能成功"射出"，所以没有残留的卵泡膜，也就没有黄体，没有孕激素，自然也就没有月经。更糟的是，因为没有孕激素来制衡雌激素，雌激素会一直不停地一层接一层地

前围绝经期的症状

"建造"子宫内膜，这导致姗姗来迟的月经更加"波涛汹涌"。月经周期可能会变成 45 天而非正常的 28 天，或者在第 28 天左右有一次"正常的"出血，一部分内膜得以脱落，剩下的一部分则在 14 天后脱落。

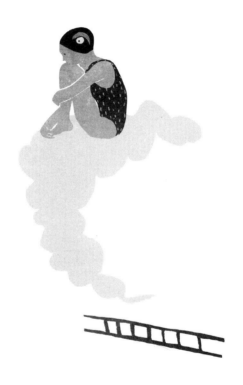

真相炸弹

女性绝育，即输卵管结扎，并不会导致女性提前进入更年期！

所以，这个年龄段的女性时不时会出现月经周期不规律的情况，40 岁之后这种情况会出现得越来越频繁。但是，就算周期准如时钟，一年之中也会有一两次排卵情况不理想，导致孕激素不足，于是身体出现从未有过的症状。

35 岁之后的怀孕可能

卵子质量的下降是女性 35 岁后比 20 多岁时怀孕更困难的主要原因。开个玩笑，21 岁时，你甚至用了一次男人的牙刷都会担心自己怀孕；到了 35 岁，即使你关注自己的月经周期，监测自己的体温，甚至在已经确认排卵后也无法"一发就中"。如果你还想生宝宝，并在看到我写的这几行字时感到恐慌，那也大可不必！这并不代表生育这件事已离你远去了，只是可能意味着你现在比以前更难怀孕，但肯定不是彻底没戏。我的很多患者都在 40 岁前后顺利地怀上了宝宝，而且其中很多人没有出现恼人的并发症！我本人分别在 36 岁和 39 岁顺利地生下了我的两个宝宝。但是，我还是想对每位有生育计划的女性说，不要踌躇太久。下定决心之后，你可能还得花上一年的时间才能成功怀孕，这些时间对我们女性来说可是十分珍贵的。为了不陷入压力和恐慌，最晚到开始备孕后 9 个月，你如果还未成功怀孕，就应该拉上你的伴侣一起去做检查。（顺便说一句：不孕不育问题几乎 90% 都是男性精子质量差导致的，而不是女性导致的！）

邪恶的姐妹花：经前期综合征和经前焦虑症

哪怕是没有生育计划的女性在 35~40 岁也会意识到有些事情在悄然发生变化：经前期综合征可能会首次出现，也可能已有的相关症状变得更严重了。你可能对周围的人和事越来越不耐烦，你的老公可能会问你是不是要来月经了。因为在月经周期快结束的时候，你会感到一切都比平时更令人生厌。你会变得敏感，常常为了一件小事就怒气冲天或多愁善感。每个月都有几天对自己以及周围的人和事无法忍受，这毫无疑问是非常折磨人的。

发生这种情况的原因是孕激素的减少或缺席，我们会明显地感受到这些变化带来的影响。每个月经周期的情况都可能不同，所以你的感觉会时好时坏。这与个体情况密切相关：有些女性的大脑对孕激素水平的波动比其他女性更敏感，所以她们会经历经前期综合征的折磨。在这一周中，她们仿佛变成另一个人，只想着离家出走，走得越远越好。据统计，30%~40% 的女性饱受经前期综合征之苦，其中 3%~4% 的女性遭遇的是经前期综合征的邪恶姐妹——经前焦虑症。她们会出现相应的异常行为，必须服用抗焦虑药物。

虽然经前期综合征很折磨人，但它可能是一种微弱的"呼救信号"，提醒你去检查幽暗角落里一直堆积的杂物。比如此前几个月你与旁人的矛盾以及爆发的争吵，虽然当时以你的妥协告终，但是积聚的负面情绪会在此时以经前期综合征的方式爆发出来。你如果有很迫切的需求，就应该认真对待，而不应该忽视自己的需求，把大量时间花在帮同事跑腿或因周围人无法满足你的愿望而翻白眼上——这些不愉快都会导致经前期综合征的症状加重。因此，无论是我们自己，还是我们周围的人，都不应该对此置之不理。

除情绪问题之外，经前期综合征的并发症（同时也是前围绝经期的症状）还包括不规则出血、关节肿胀等。此外，胸部胀痛和睡眠不佳也很常见。

随着月经的到来，经前期综合征的大部分症状会逐渐好转：很多患者都告诉我，月经结束那周她们的心情是最好的，之后又开始走下坡路。

但是，在接近 40 岁的时候，发生变化的不仅仅是我们的情绪和生育能力，其他一些问题也提醒我们马上就要到 40 岁了：我们变得容易发胖，脸上出现更多皱纹。不过，化妆品可以解决皱纹问题，我们没必要把这些问题想得太严重，毕竟没有人永远 21 岁。只要生活方式健康，40 岁不过是个数字而已。

在接近 40 岁的时候，即使只是偶尔出现孕激素不足的情况，我们也会感到压力倍增。我们的情绪变得糟糕，容易与朋友、同事争吵，对吵闹的孩子失去耐心。这一切都会导致皮质醇水平升高。皮质醇在我们体内究竟扮演了什么重要角色，我将在后面的章节中详述。不过，在这里我还是要简单讲讲：适量的皮质醇是必要的，但是过量的皮质醇会变异成"诈骗犯"，向你的"邮箱"发送大量垃圾邮件，导致其他激素的功能受到干扰。

为什么会变成这样以及如何驯服皮质醇这个巨魔，我们将在第三部分了解。不过，无论如何你都必须做到，从今天起对自己的健康问题真正重视起来，改掉糟糕的饮食习惯，保证自己有足够的运动量，这些都是对抗皮质醇巨魔的必要方法。前围绝经期过渡到围绝经期通常是悄无声息的。我要提醒你，亲爱的姐妹，真正的热浪就要袭来！

总而言之

从 35 岁开始，女性偶尔会出现排卵不理想的情况，因为卵细胞即将过期。这会导致孕激素水平下降，出现若干症状：

经前期综合征，情绪不佳，不规则出血，关节肿胀，胸部胀痛，月经不调；

35 岁开始，生育变得更困难；

体重增加；

睡眠质量变差。

第三章
绝经前期——浴火的女子

　　一位美国知名女演员在 48 岁的时候出现了心律失常的问题。她遍访美国名医，但没有一位名医明确地告诉她，她究竟怎么了。她做了无数检查，花的时间、金钱难以计数，但痛苦的来源仍然是一个谜。一次，她在不经意间向健身教练提起自己有心律失常的问题，健身教练说："也许这是更年期的症状。"她一副难以置信的样子，说："更年期？我？不可能，我的经期超级正常。"

　　尽管如此，健身教练的话还是盘旋在她的脑海里，于是她跟她的心内科医生说了这件事。医生开玩笑说，如果真的是这样，那她肯定找错人了，因为自己对这方面完全不了解。后来，这位女演员偶然发现了美国妇科医生克里斯蒂亚娜·诺思拉普（Christiane Northrup）写的一本书。这位妇科医生在 20 世纪90 年代开创了更年期教育的先河，而在此之前，几乎没有人对更年期研究得如此深入。因此，女演员专门去诺思拉普医生那里寻求建议——在她接受治疗仅仅 5 天后，她的症状就消失了。

　　这个故事告诉了我们两个事实：第一，大部分医生对围绝经期知之甚少，就算是名人出现的围绝经期症状，一开始也没有医生重视；第二，从 45 岁左右开始，即使体内激素的失调已经在除生殖器官外的其他器官表现出来了，月经周期依旧可以很有规律。这里要说一句，"围绝经期"是"更年期"在医学上的准确叫法。前围绝经期逐渐发展到围绝经期一般历时 3~10 年，在此期间女性体内激素水平不断波动。我曾经以为 50 多岁的女性会突然不再来月经，同时体内激素水平断崖式下跌。事实并非如此。卵巢功能的退化是一个渐进而缓慢的过程，卵巢可能时而功能正常，时而不正常，直至完全罢工。激素水平也不是一下子下降的，而是在波动中下降的。虽然女性体内的激素值永远不会降到0，但是随着时间的流逝，激素值会无限趋近于 0。

原来如此

　　即使到了围绝经期，你的月经还是可能完全正常！如果你超过了 40 岁，月经仍然正常，但出现了一些原因不明的症状，这可能就是围绝经期已经到来的信号。

　　长期以来，围绝经期这个人生阶段在医学界都被忽略，在社会上也很少受到关注，这可能是因为女性的角色和预期寿命的议题曾经被边缘化，这导致有关这一人生阶段的词汇是那么贫乏，医学术语也是那么含糊不清。更年期到底是最后一次月经之前的那段时间，还是之后的那段时间？大部分症状难道不是在最后一次月经之后才开始出现的吗？那为什么很多女性在此之前就已经饱受折磨了呢？无论是在医学界，还是在社会上，这些知识的缺失都导致德国乃至全世界无数的女性在毫无准备的情况下进入围绝经期。你可能已经注意到了，我认为女性在人生后半程遇到的健康问题受到的重视完全不够。应该有人给这个年龄段的女性进行全方位的科普，这样做的重要程度丝毫不逊于对青春期学生进行性教育的重要程度。为什么不呢？世界上所有的女性都有权在人生的后半程保持健康，而这一切的基础就是女性拥有获取相关知识并且知道自己可以从哪里获得帮助的权利。

因此，我们现在要了解更年期对我们到底意味着什么。更年期综合征是包含各种不适症状的一锅大杂烩，有些症状可能持续很久，有些症状只是偶尔出现一两次。每个人的更年期故事都是独一无二的！无论如何，重要的是知道这些症状会带给我们什么感受并且知道如何去应对这些症状，这样你就可以避免不必要的痛苦，真正拥有美好的人生。

以下是在围绝经期可能会出现的问题：

- 月经过多、过少或不规律；

- 潮热、夜间盗汗；

- 抑郁；

- 焦虑或焦虑加重；

- 易怒；

- 有睡眠障碍；

- "脑袋懵懵的"，思考或记忆困难；

- 脱发；

- 出现皮肤瘙痒和其他皮肤问题，如荨麻疹、神经性皮炎、湿疹；

- 关节痛；

- 偏头痛或头痛；

- 头晕目眩；

- 心律失常；

- 膀胱炎频发；

- 频繁起夜；

- 耳鸣，听力受损；

- 体重增加，特别是腹部赘肉增多；

- 性交疼痛；

- 对亲密行为没兴致；

- 阴道有烧灼感；

- 阴道瘙痒，分泌物异常。

从人生前半程过渡到后半程时可能会遇到的问题可真是不少。理论上讲，如果把每位女性在绝经前期和绝经期的症状都给列进来，那上面这张清单可能会更长。比如我，在更年期忽然开始对乳糖和大多数睫毛膏不耐受，而有的姐妹会出现甲状腺问题或荨麻疹。在本章和下一章中，我们会对一些最常见的症状有所了解，但是不要忘记，有些症状会从前围绝经期持续到绝经前期，或者从绝经前期持续到绝经期，而有的症状则可能在绝经后才出现。

原来如此

每个人的更年期故事都是独一无二的——我的更年期跟你的不一样，你的更年期跟你妈妈的也可能不一样。有的女性出现的症状是很典型的，有的女性出现的症状可能很少见，或者只出现一种症状，比如只有偏头痛或者关节问题。

每月的"惊喜"——当周期变得没有规律可循

在前围绝经期，我们的月经周期可能还算规律，但是在绝经前期我们的排卵情况将变得很糟。这会导致激素分泌紊乱——以"流血事件"的不同形式表现出来：

1. 月经正常；

2. 月经提前；

3. 月经推迟；

4. 月经淋漓不尽。

月经可能时而正常，时而不正常。在绝经前期，月经会变得很不稳定，但又可能有一段时间重新变得规律。绝经前期可真是个变幻莫测的时间段啊！因此，每位女性身上发生的故事都各不相同。

这些情况的出现都与排卵变慢和卵子质量变差有关。就像我们知道的，这两个因素会导致孕激素分泌不足，进而导致雌激素在子宫中不断"违章扩建"子宫内膜。让我们一起仔细看看这些不同的情况。

（1）月经正常

40 岁之后，如果月经还是很准时，一般来说这意味着你可能还在排卵。但也不一定！你可能没有排卵，只是子宫内膜持续受到雌激素的刺激而不断生长。到某一时刻，子宫中积攒了太多内膜，以致部分子宫内膜"脱落"，子宫开始流血。这可能发生在上次月经 28 天之后，所以你以为这还是你的正常月经。其实月经周期已经停滞，就像玩具车撞到了墙上或电脑死机。大部分人意识不到的是，子宫内膜只是不完全出血，一些残留的子宫内膜可能要在几周之后才会被排出，这样第二种情况就出现了。

（2）月经提前

如果在上次月经后 14 天或 21 天又来了月经，就表明在上个月经周期中你没有排卵，因而子宫中积攒了大量子宫内膜。这次"提前"的月经其实只是上次月经的残余！

（3）月经推迟

当然，你也有可能出现月经好久都不来的情况。如果出现了这样的情况，那么下次来月经的时候很可能血流量特别大，持续时间比以往更长。这也很好理解：雌激素勤劳地在子宫中一层接一层地"建造"子宫内膜，而这些东西现在都必须出去了。

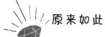
原来如此

如何知道还需不需要避孕？这不是个人能做判断的事情。

直到 45 岁，还有人可能会意外怀孕。最可靠的做法是去妇科做检查。需要进行一系列有针对性的实验室检测才能确定是否还需要避孕！

（4）月经淋漓不尽

这种情况和第一种情况一样，表明你没有排卵，但是子宫却一直出血不止。这种情况之所以会发生，是因为卵巢没有排卵，没有黄体形成，也就没有孕激素产生，这使得下丘脑和垂体还在一直下达"建造"子宫内膜的命令。于是，子宫的"内墙"就被一层接一层地建着，当到达一定厚度的时候，子宫就开始出血。如果子宫内膜一直被刺激，那么子宫就会一直出血，此时就会出现"满浴缸效应"：浴缸里的水已经满了，但是仍有水管向浴缸中注水，多出的水同时通过溢水孔流出，从而使浴缸内的水量保持恒定。这样，浴缸中的水不会漫出来，也不会被彻底排空。淋漓不尽的经血也是这样：流出的量和产生的量是一样的，因此出血一直不能停止。如果你的身体处在这样的情况下，那你需要激素制剂来止血。千万别因为想让它自行止血而等上一个月！

总而言之

在绝经前期身体可能会出现很多症状，其中一些症状乍一看可能跟激素失衡毫无关系，荨麻疹或心动过速就是如此。

即使在绝经前期，月经依然可能很正常，也可能变得不正常——太长、太短、太多或淋漓不尽——这些都与孕激素分泌过少有关，而孕激素分泌过少的原因是未排卵或排卵不理想。

厕所里的"犯罪现场"——月经过多

在绝经前期，有时用"出血"已经不足以形容来月经时的血流量了，我们得用"喷血""血流如注"这样的词来形容巨大的出血量。出现这样的情况时，你一小时要换好几次卫生巾，甚至很难从厕所里出来。有时候，血流中还会出现巴掌大的血块，这让当事人不禁感到恐慌：我的身体里是有什么东西在溶解吗？不要恐慌！这样的血块是凝结的经血，表明身体已经认为血流量太大了，想要去阻止，所以经血在半路上就凝结了。你如果血流不止，或者感到有些头晕目眩，那就快去看医生吧！

如果月经过多，可以服用有"超能力"的人工合成孕激素（这是孕激素的"绿巨人版"）药片来止血。如果出血量巨大，你服药几天后还是没有止血的迹象，那么可能就要通过子宫切除术来阻止继续流血了。月经过多的问题反复出现，会导致血液中铁含量下降。你如果到了必须定期去医院注射铁剂的地步，那么就需要抓紧时间找到根治方案了。

有时患者可能可以用子宫内膜消融术（诺舒）来缓解月经过多的问题。这种手术在德国开展得并不多。在患者全麻的状态下，医生将网状电极贴附于子宫内膜表面以使子宫内膜脱落，从而达到止血的效果。

这样的手术不会让患者直接进入绝经期（有时患者会有这样的疑惑，因为术后流血完全停止），而只会让患者摆脱严重的出血问题。

有些患者会请求我帮她们切除子宫。提出这种请求的患者大部分经常出现月经过多的问题，而这已经严重降低了她们的生活质量。如果患者不再有生育的需求，而且已经决定摘除子宫，那么我们会给她做这项手术：在腹腔镜下摘除子宫，保留卵巢。这类患者术后生活质量通常会得到很大提高。

除了子宫内膜消融术和子宫切除术外，还有一个简单的方法可以减小月经量，这就是放置带激素的避孕环。这会让血流量减小或者直接止血。有些女性会因为月经过多吃避孕药。但是要注意，40 岁后服用避孕药有发生血栓甚至脑卒中的风险。如你所见，情况因人而异。请向你信任的妇科医生咨询，寻求最佳方案。

子宫肌瘤——让人恼怒的伴随者

月经过多可能是月经推迟导致的，也可能是由子宫肌瘤引起的。子宫肌瘤是良性肿瘤，由子宫平滑肌细胞增生而成。这些肌细胞曾经属于子宫常规团队的一部分，但是从某一刻起决定要走自己的路，于是形成了肌瘤。子宫肌瘤有不同的大小、形态，可能驻扎在子宫中或子宫周围的任何位置：有的比豌豆还小，有的甚至比甜瓜还大（当然，这很罕见）；有的在子宫壁上，有的在子宫腔中；有的可能在子宫外，比如在卵巢旁边或宫颈中，像帽

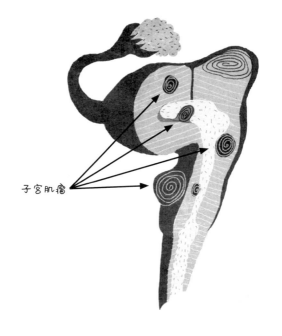

子宫肌瘤

子上的毛球一样挂在上面。大自然母亲给了子宫肌瘤充分的自由，让它们在雌激素的滋养下任意生长（大都非常缓慢）。

　　30 岁以上的女性长子宫肌瘤的情况是非常常见的。有人推测，50% 的女性会在一生中的某个时刻长子宫肌瘤。大部分的子宫肌瘤是无害的，也无须切除，让它们在那儿待着就可以。子宫肌瘤通常是在超声检查中偶然被发现的。就算知道月经稍多可能与子宫肌瘤有关，也没必要将子宫肌瘤切除。

原来如此

曾经有无数的女性因为长子宫肌瘤而切除了子宫。我们的奶奶辈和妈妈辈中甚至有人做了切除部位包含卵巢的完全子宫切除术，因为 40 岁之后这些东西都"没用了"。这项手术将患者直接送进了绝经期。幸运的是，这样的事在今天很少发生了！

我们的子宫中长了子宫肌瘤也没关系，让它在那儿待着就可以了。只有在它导致月经量大到让人烦恼时，才需要将它切除。不过，这样的手术可能意义不大，特别是有很多小肌瘤存在的时候，一次手术并不会让血流量变小。此外，就算做了手术，子宫中还有可能长出新肌瘤。有的子宫肌瘤血供丰富，这意味着在手术过程中患者可能会大量失血，因此必须慎重权衡利弊。有些患者选择直接切除子宫，因为月经过多已经严重影响了她们的生活质量。对这些女性来说，这项手术确实是最优选择。

如果患者还想生宝宝，个别情况下是可以选择做手术切除子宫肌瘤的，但是需要医生和患者共同决定。有时，如果任由子宫肌瘤生长，它可能会长得特别大，甚至引发更严重的问题。在这种情况下，肌瘤切除手术也很必要。

大多数情况下，子宫肌瘤是没必要切除的。我希望你记住，它绝大多数情况下都不会恶变，它绝大多数时候都是"良民"。在极其罕见的情况下才可能出现恶性的子宫肌瘤，不过发生这种情况的概率就和你在去希腊科孚岛的飞机经济舱里发现美国总统恰好坐在你旁边差不多。如果妇科医生告诉你，你长了子宫肌瘤，请放轻松。绝大多数子宫肌瘤不痛不痒，除了会引发月经过多，没有什么需要在意的。当体内的雌激素越来越少时，肌瘤钙化，在超声图像上显示的是萎缩的残留物。

总而言之

持续性月经过多会导致缺铁。

如果月经过多，经血可能在排出途中凝结，形成像肝脏一样的血块。

含激素的宫内节育器和避孕药可能有助于改善月经过多的情况。此外，还可以实施子宫内膜消融术或在认真权衡利弊后切除子宫。

子宫肌瘤可能会引发月经过多，除此之外基本不会引发其他症状。让它待在那儿就好。

现在女性通常不会仅因为长子宫肌瘤就切除子宫了。

伤春悲秋——情绪波动

难以名状的悲伤，不论是在不经意间涌上心头，还是持续好久，都让人困扰。从表面看，一切如常，你只是没有缘由地感到沮丧。你发现自己对任何事情都缺乏兴趣，无论是美食还是美甲，对你都失去了往日的吸引力。世界仿佛变成黑白色，不再五彩缤纷。更年期出现的低落情绪可不是开玩笑的，然而人们经常在毫无准备的情况下遇到这样的情况。情绪低落可能在悄无声息中发展成糟糕的抑郁症。患有严重经前期综合征或经历过产后抑郁的女性对体内激素的波动格外敏感，因此更有可能在这个体内激素剧烈变化的时期患上抑郁症。

然而，真正的悲剧是，很多对激素缺乏了解的女性（也包括医生）试图用抗抑郁药物来解决这个问题，特别是当她们有抑郁症病史（无论是多久之前患过）时。有时，其他人会给这种情绪低落匹配一个来自外部的理由：因为激素发生变化往往和孩子离开家去上大学同时发生，所以这种情绪低落被冠上了所谓的"空巢综合征"的名号。不过，这个概念出现时大部分女性都还是家庭主妇，那时候女性的身份主要被定义为母亲。我个人认为，"空巢综合征"这个概念不适合现在的情况了。在年长的同事用这个词时，我甚至有些恼火，因为他们好像在假设女性只扮演母亲这一个角色。造成情绪低落的因素还有很多：工作、朋友，还有夫妻关系。因此，"空巢综合征"是一个过时的概念，忽视了女性的生活是多方面的。

更年期女性经常出现情绪低落乃至抑郁的情况，因此，判明这是否与激素之外的因素相关就成了一个不能回避的问题。我个人认为，如果更年期女性出现了情绪低落的情况，首先要考虑的是解决激素的问题，而不是直接用抗抑郁药物掩盖问题。

原来如此

在服用抗抑郁药物治疗更年期抑郁之前，一定要考虑平衡体内的激素！

更年期抑郁通常是由缺乏孕激素引起的，因此在出现这样的情况时，应该立刻服用生物同质性孕激素（我在下文中会解释它的用法和服用时间）。去妇科做血液检测对女性了解自身更年期抑郁情况也会有所帮助，但也不是非去不可——这样的检测就像给激素拍照，只能获取一瞬间的信息，所以用处不大。因此，我一直建议直接在睡前服用生物同质性孕激素，然后观察情绪是否会发生变化。有时，生物同质性孕激素也有助于振奋情绪。如果服用后情绪还是没有好转，那么就需要在医生的指导下服用抗抑郁药物来平衡大脑中的化学物质。请不要一开始就服用抗抑郁药物！

无论是身体状况引起的情绪低落，还是单纯地感到不开心，心理咨询都能派上用场。我个人非常推崇这种方法，特别是在更年期这个激素水平发生剧变的时期。这一时期很多隐藏很深的情绪都会浮出水面。不要忽视这些情绪，也不要想着自己挺过去。当情绪的巨浪将问题冲上岸时，明智的做法是不要慌张，让专业人士通过谈话帮你梳理思绪。放轻松，一步一步来。

世界如此美好，我却如此暴躁——没有缘由的愤怒情绪

愤怒情绪冒出来的时候，可不是闹着玩的，它甚至会"变异"成大怪兽。你会鬼使神差地扯着嗓门喊起来，对很多小事大动肝火。丈夫摇头，青春期的孩子摔门而去。冲动之后，你不禁

后悔，不明白自己为什么会发这么大的火。真难受！对很多女性来说，这种情况是体内激素水平开始发生变化的信号。不过，很多人因为月经还很正常，所以察觉不到激素开始变化。

这个时期，排卵开始变得不规律，有时没有排卵，有时即使有排卵，黄体产生的孕激素也不够用。没有足够的"冷静激素"，我们开始变得不淡定。此外，睾酮也经常不够用。雌激素水平可能比较稳定，但也可能不太稳定（这肯定也不是什么好事）。

姐妹，先抑制一下想去找离婚律师的冲动，去趟妇科，让医生给你开点儿在睡前服用的孕激素（就算验血结果完全正常也可以服用，相比某一瞬间的血液检测结果，症状更能说明问题）。口服的孕激素能够在月经周期的后半段弥补孕激素分泌的不足。从来月经第一天往后推 14 天，从那天晚上开始服用孕激素。注意：如果你还在使用激素避孕，那通过服用孕激素解决更年期的情绪问题可能不是那么有效。我的建议是，为了观察服用孕激素的效果，女性患者可以停止使用激素避孕（有条件的话，你可以去医院做个检查，看自己是不是还有避孕的需要）。你可能在服用避孕药的时候规律地"来月经"，但是你必须知道，这里所谓的"月经"只是撤退性出血，完全无法体现你现在真实的激素水平。理论上来说，服用避孕药的话，这种每个月一次的"月经"能够持续到 107 岁。

言归正传，你不需要躲起来，也不会一直都像发疯了一样。你需要的是激素的支持：无论是外来的，还是你自身的。在产生愤怒情绪的时候，你要清醒地认识到：你需要适应全新的你。我们所知的一切有关自我护理和自爱的知识在四五十岁时都是无比重要的。充足的休息和健康的饮食变得比以往任何时候都重要。少喝酒，多喝水，多犒劳自己。向你周围的人寻求理解。如果你在"至暗时刻"摔了锅碗瓢盆，事后也请原谅自己。在后面的章节中，我将详细阐述什么属于自我护理的范畴、为什么自我护理是必要的，以及如何避免过度的享受，这些对维持身心健康至关重要。

梦醒时分——那些凌晨 4 点就醒来的日子

进入更年期的证据有很多，其中最常见的是睡眠质量变差。以前，我们能毫无阻碍地入睡，一觉睡到大天亮，闹钟都叫不醒，但这样的情况在更年期发生了变化——经常在凌晨三四点就醒来（有时更早），而且无法再次入睡。各种思绪在脑海中不断闪现：这个问题怎么办？那种状况怎么应对？凌晨 3 点，芝麻大的事情都变得格外重大：是不是该去做车辆年检了？旅行社有早鸟价，我是不是要赶紧去订票了？水费的收据还在抽屉里吗？

我经常和我的同事开玩笑说，我们应该建一个聊天群，群名就叫"哎呀，你也醒啦？"。

失眠的情况在更年期实在是太普遍了，很多找我咨询的女性认为自己的激素还没有失衡，可当我问她们是否还能睡好觉时，我得到的答案通常是：没错，我的睡眠质量的确变差了。

你的睡眠质量时好时坏，有时还会出现半夜潮热，你从满身大汗中醒来。睡眠不佳导致白天没精神，一两天你也许能熬过去，但是如果一夜接一夜失眠，那面色不佳、大脑无法正常运转也就成了常事。日常生活变得痛苦，头痛和疲劳感经常找上门来。对很多女性来说，听起来像噩梦一样的生活成了苦涩的常态，安眠药成了手边必备物品。

现在，相信你已经非常清楚更年期失眠的原因：排卵不理想或不排卵，这使能让我们大脑放松、进入深度睡眠的孕激素分泌

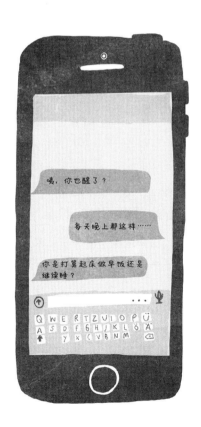

梦醒时分——那些凌晨 4 点就醒来的日子

不足。因此，解决方法也是睡前服用孕激素。如何达到最佳效果、应该注意什么，以及还能做什么，我将在第五章中详述。

水，给我水！——潮热来袭

没有人喜欢潮热，就算常年手脚冰凉的女孩也是一样。潮热是更年期的标志性症状，无论是在绝经前期，还是在绝经期，女性都可能受到潮热的困扰，有些女性甚至常年饱受潮热之苦。我的患者中有很多都是因为潮热来就诊的，她们有的已进入更年期，有的还没有。潮热让人不舒服，也是雌激素水平过低的标志。雌激素水平过低可能会导致健康问题。

德国人称潮热为"飞翔的热气"，因为这种热一阵接一阵，像是凭空飞出来的。不仅仅是让人觉得有点儿热而已，有些潮热是真正的折磨：热气自内而外，大多始于胸部或头部，于是心跳开始加速，脸变得通红；头部、颈部、肩部和腋下开始冒汗。潮热来袭时，大多数女性可能会觉得自己发热了，有的女性还会感到恶心。一阵潮热一般会持续 1~3 分钟，最长可能达 30 分钟。很多人都曾经见过自己的妈妈或同事潮热发作时的样子，这可不是开玩笑的。在围绝经期，潮热不规律发作：有的人半夜发作，有的人白天发作，少数人发作不分黑夜白昼；有的人的症状夏天比冬天严重，有的人则反过来；有的人几周发作一次，有的人则一天发作几次。

学霸专属

你知道潮热分两种吗？

"经典款"潮热来袭时，女性面颊变红，头部和脖子开始出汗。

还有一种被称为"余热"的潮热，不如"经典款"来得那样猛烈，但是持续的时间更长，最长可达30分钟。很多女性在绝经几十年后还可能出现余热。

有的女性只在夜间出现潮热，这是因为雌激素水平在夜间会急速下降，即使之后雌激素水平重新稳定下来，也依旧会引起潮热。

潮热是如何产生的呢？很多人对此并不了解。曾经有位心理医生对我说，在心理学领域，有人认为潮热是女性的一种恐慌反应（认为她们的内心在呼喊"天呐，我变成黄脸婆了，再也生不了孩子了！"）。我认为这听起来就像精神分析学之父弗洛伊德随口能说出来的话，和"阴茎嫉妒""阴蒂高潮是不成熟的高潮"一样，都该扔进故纸堆。

从生理学角度讲，在出现潮热时，女性身体中会发生如下反应：下丘脑发现雌激素水平偏低，于是大声呼叫垂体；垂体接到指令后，赶紧往血液中倒促卵泡激素，试图唤醒卵巢；然而，卵巢力不从心，因为已经没有可调动的卵子了；但是，下丘脑和垂体不放弃，一直往血液中倒促卵泡激素；在这种情况下，卵巢不再是被礼貌地请求，而是被垂体连续下达指令。垂体加快节奏，在一小时内多次分泌促卵泡激素，没完没了地催卵巢。有种理论认为，大脑中负责调节体温的区域紧挨着垂体，因为下丘脑和垂体的活动过于频繁，这个区域被激活了。这种理论能解释为什么很多女性隔一段时间才出现一次潮热——这和垂体分泌变快有关。

正如每位女性都是独特的，她们出现潮热的情况也千差万别。我认为最大的误区在于，很多女性认为没什么应对潮热的好办法，只能挺过去。更离谱的是，还有人认为，只要忍耐几年，一切会重新变得正常。然而，潮热是身体发出的求救信号。潮热意味着身体的所有器官都缺乏激素，大部分的老年病都是在激素缺乏时"站住脚跟"的。一切会重新变得正常？想多了。

真相炸弹

就算哪天潮热消失了，也不代表问题消失了：大部分健康问题正是从此时开始浮现的！阴道炎、动脉粥样硬化、脑卒中、糖尿病前期、记忆障碍、关节炎……这张清单可相当长。你需要了解这些问题，之后我会逐一说明。

随着时间流逝，器官上的受体变得不那么灵敏，身体的"天线"越来越难接收到信号了。于是，潮热消失了。这个过程可能会持续数年，因此这个过程叫"更年期"，而不叫"更月期"！

无论潮热的次数是多是少，或者压根没有出现这种症状，身体的器官都已经开始受累于长期的激素缺乏，慢慢出现各种问题。我们需要记住：几乎没有器官不具有雌激素受体，这时，关节痛、高血压、高胆固醇血症和抑郁症等慢性健康问题的魔爪才刚刚伸出。

释放你的欲望——浴火的情欲

激素水平不稳定，深夜无眠，精力不济，都让你对性爱缺乏兴趣。不过，有一件事是很明确的：深夜无眠，开始对自己生活中的决定进行批判性审视，发现很多不合时宜的事情，这可能会让一个人陷入危机，而婚姻危机是其中的一环。很多女性在40多岁时变得对亲密关系毫无兴致。但是，也可能出现完全相反的情况！我们知道，在这个时候，孕激素水平很低，"戏精"雌激素水平不稳定，但是相对而言，睾酮还是动力强劲，因为除了卵巢，分泌睾酮的还有肾上腺。不像卵巢对年龄那么敏感，肾上腺一直孜孜不倦地分泌着睾酮。

愉悦且没有心理负担的性爱是睾酮送给我们的礼物。长期压在我们心上的石头此时可以落地了。20岁左右时，意外怀孕是高发事故。无论是安全套破了，还是忘了吃避孕药，都有可能酿成一场灾难，伴随性爱的总是担忧与不确定。我们总认为，美好的性爱是属于别人的，自己什么也没有。很多年轻的女性认为自己在性爱中是有缺陷的，她们有的认为自己无法通过阴道获得高潮，有的会性交疼痛，有的认为阴道太湿了或不够湿，有的认为自己叫得太大声或太安静。对橘皮组织和腹部脂肪的担忧让很多女性只敢在黑暗中做爱。

过了几年后，生育成为生活的重心，对性爱的期待变成对验孕棒上出现两道杠的期待。此时的性爱不可避免地要加上测温、观察和测量时长等步骤，我们得坐在马桶上，手拿验孕棒，等待结果。之后，从某一刻开始，不受阻碍地做爱变成奢望，因为三岁的儿子总想往你的被窝里钻。在这个人生阶段，性爱就像熨烫衣服、擦玻璃一样，变成一种有负担的任务——此时重要的是尽量去克服各种障碍，让丈夫不至于总觉得自己又被拒绝了。

从 40 岁开始，还有些事情会发生变化：孩子长大了，有的甚至已经离开家。大部分女性已经不再为备孕忧心，因为生育计划已完成。此时，大部分女性也早已找到最适合自己的避孕方式，比如使用无激素的带铜宫内节育器或结扎。这个年龄段的女性可以单纯为了取悦自己而享受性爱，无须担心胸部下垂或者肚子上的赘肉。

不过，我认为这个年龄段的性爱最让人愉悦的一点是，我们女性对性的态度变得越来越开放。很多女性此时才开始敢在床上尝试很多新鲜的招式。我们从中学习新东西，明白性从来都不是有一定之规的事情。性更像是一棵树，上面总会长出新枝条。要是我们女性在 20 多岁时懂这些就好了：没必要因为达不到高潮而倍感压力，也无所谓太湿了、不够湿、叫得不够大声或者太大声了！我经常会跟有性爱方面困扰的年轻患者讲：在二三十岁的时候，距离女性的性的终点还很遥远，必须有耐心，有些事情只有在有充足经验的时候才能体验到。40 多岁时的性爱可能还会带给你一些意外惊喜：很多 40 岁以上的患者告诉我，她们经历了第一次潮吹，这让她们很惊慌，因为她们以为自己尿了——当然不是。有的人则说自己在 40 岁后首次拥有了多次高潮的经历，仿佛她们的性能力自己成长了起来，又好像神经系统中的其他性突触忽然被激活了。

学霸专属

很多女性称自己在 40~45 岁第一次经历了性爱中有液体喷出的经历，以为那是在排尿。事实上，这神秘的女性"射精"——潮吹——已经揭开了面纱！潮吹时排出的液体来自斯基恩氏腺。斯基恩氏腺是包围在尿道周围的一种极小的腺体。在人类进化中，这个腺体与男性的前列腺可以相提并论。它排出的液体与前列腺液成分类似，对女性来说其实没有任何生理意义。不过，大自然偷了个懒，觉得就这样吧，没必要因为两性的各自发展而"撤掉"这个腺体。正因如此，男性也有乳头。斯基恩氏腺的开口非常小，人们可以在尿道旁边看到它。一项研究发现了非常有趣的事情：斯基恩氏腺"喷得越多"，随着时间的推移，尿道旁出现的开口就越多！这种解剖学上的奇异现象也昭示着，我们的性能力不是一成不变的，而是能够进化的！

现在，是时候关注卧室内外发生的一切了。如果这么多年循规蹈矩的生活已经让你感觉无聊，你想尝试些新东西，那你应该大声、清晰且坚决地向伴侣提出自己的想法。更年期是色彩斑斓的岁月，是你重新找回自我的岁月。是时候完成自己的心愿了。

如果一位更年期女性大声表达了自己关于性的愿望或者其他有关自己社会角色的愿望，不习惯的不仅仅是她的伴侣，其他人也会同样惊讶（这些愿望不一定符合他们的意愿）。毕竟现在一切都看起来运转良好，因此旁人的第一反应可能都是不解。但是，对我们自己来说，身心舒展才是至关重要的。"舒展"的反义词是"折叠"——我们既不想被自己折叠，也不想被别人折叠。展开，绽放，宽衣解带，我们能释放全部潜力，察觉潜藏已久的力量，那些一直存在但一直沉睡、到了更年期才出现的力量。

危险的女人——无所顾忌的人间清醒

在描述了那么多可怕的事情后，你一定会感到疑惑，为什么我在书中说更年期是一个色彩缤纷的时期。现在，请集中注意力，仔细听好我对你说的话：在更年期，我们的心理层面会发生一些特别的变化，这些变化只发生在我们女性身上，会在激素和情绪层面完全改变我们。对你来说，理解这些变化发生的原因应该不是难事，因为你已经对月经周期和三大激素有所了解了。

在我们的激素水平逐渐下降到最低的过程中，我们的身体会发生如下的变化。

阶段 1：就像我们已经了解的那样，由于排卵变得不规律，我们的身体产生的孕激素越来越少，这会导致我们难以放松，睡眠质量下降。我们变得易怒，也更加不愿意对他人说出自己内心的想法。

阶段 2：雌激素水平在波动中下降。雌激素从青春期开始就牢牢地掌控了我们，它是让我们突然对男生感兴趣的始作俑者；它让我们彷徨不安，让我们总是担心自己不够漂亮、受欢迎、风趣、苗条；它促使我们寻求伴侣，并和伴侣共度无数夜晚，其中甚至还包括很多令人难受的约会；它唤醒我们中某些人组建家庭的渴望；它让我们变得想取悦他人，无论是在养育孩子时还是在工作中；它还给我们的思想蒙上了一层迷雾，我们变得将自己的需求置于他人之后。现在，这层迷雾正在逐渐消散。

相较于维持和谐，更年期的你更想把自己想说的话一股脑说出来。至于别人怎么看自己？爱怎么看就怎么看。你变得容易在夜晚沉思。你已经受够了对别人百依百顺，你不想再被他人依靠，不想让自己的付出再被当作理所当然。你忽然醒来，再也睡不着（也许身边躺着正在打鼾的、对你发生的改变一无所知的伴侣）。你忽然觉得，你终于想通自己究竟想要什么了。

印度教信徒相信人生的不同阶段对应着不同的修行时期：一开始是学生期，后来是一家之主期，再后来是森林居民期，最后是苦行者期。从时间上讲，森林居民期是从 40 岁开始的。按照古训，处于这个时期的人应该放下对家庭的责任，进入森林进行冥想。这也许对很多更年期女性来说不是个坏主意。但是，对我们之中较晚生育的女性来说，森林居民期开始时，还是无法放下家庭。这份眷恋会给我们造成巨大的压力。我们中的很多人会产生逃离的念头——申请离婚，乘坐最近的一班飞机去夏威夷度假，让那些消耗我们能量的人或事自生自灭。

围绝经期对个人来说是个适合休整的时期。在那些无眠的夜晚，脑海中浮现无数需要做决定的事情，有些甚至能改变一个人下半生的走向。"危机"一词是"危"和"机"的结合——对女性来说，围绝经期正是应该抓住机会的时候。我们可以利用全部的才能和经验，在人生中留下耀眼的痕迹。在某些文化中，处于围绝经期的女性被称为"危险的女人"：她们觉醒了，知道自己能做什么了，更强大了，不想再像以前一样为琐事操心。很多女性是在此时发现自己有"第七感"的，只不过以前这种直觉都被隐藏在黑暗中。此时的她们仿佛开了"天眼"（我儿子把这种现象称为"蜘蛛侠感"，稍后再说）。

作为研究者，我在实践中常常惊讶地发现，围绝经期的女性和宇宙，和全世界，或者和你愿意叫什么都行的东西，有了更密切的连接。因此，在很多文化中年长的女性被视为智慧的象征，被称为"女巫"，也就不足为奇了。

阶段 3：身体还在分泌睾酮，我们可以从自己性欲不减甚至更持久中察觉出这一点。但是，发生变化的不只是性欲，我们的精神世界发生了更多变化。亲爱的读者，好戏现在才刚刚开始！

你还记得吗？睾酮不仅影响性欲，还是与决断力、精力和侵略性相关的激素。之前我们已经了解到，卵巢和肾上腺都可以产生睾酮。这意味着在雌激素和孕激素减少时，睾酮仍然保持在正常水平。在这场激素的竞赛中，睾酮占据上风，开始大展身手。

睾酮对女性精神层面的影响是巨大的：在围绝经期，你将想得更清楚，看得更明白。过去的 20 年中，雌激素给你的思想蒙上了一层迷雾，现在，这层迷雾正在逐渐消散。此时，睾酮可能还会让你产生赶紧去做某些事、进行某些改变的冲动。很多女性从取悦他人的压力中摆脱出来，她们终于看清楚，对她们来说真正重要的是什么。我希望你也可以这样，再次寻找到你真正想要的东西，突破藩篱。这，就是更年期的伟大之处：这么多年来，我们女性承受了身体上发生的各种变化，经历了需要操心的各种事情，饱尝了只能把自己的需求放到最后的痛苦。现在，我们终于可以做自己想做的了。没错，更年期的确是动荡的时期，但在昏暗隧道的另一头等待我们的，往往是令人惊喜的风景。

在最好的情况下，我们的内心会燃起一团火，这团火会让我们开始学习关注自己的感受。星星之火，可以燎原，烧掉一切陈旧的、过时的、对我们无意义的东西。好园丁都知道：对新的生命来说，灰烬是最好的养料。周围的人也许觉得现在的你精力过剩。但是没关系，你只需遵从自己的内心。围绝经期往往是一个需要做出决断的时期。我会帮助你做出正确的决定，让你生命的后半程变得美妙，你不必在沮丧和病痛中度过这段时光。

第四章
下雨了——绝经期

如果你在上一次月经之后的一年（12 个月）里都没有再来月经，就表明你正式进入了绝经期。在此之前，你可能有 3 个月、5 个月甚至 11 个月没来月经，但那段时间仍然属于绝经前期。在绝经前期，就算你数月不来月经，并且伴有潮热，你的卵巢仍有可能排卵，你也仍有可能来月经。因此，只有 12 个月没有来月经，才算真正进入绝经期。

有些症状可能在绝经期首次出现，或在之前并不严重，但此时变得严重。我将其中最典型的症状称为"老大难"，它们是：

1. 潮热；

2. 阴道不适；

3. 睡眠障碍；

4. 抑郁；

5. 尿失禁。

我们已经了解到，这 5 个"老大难"中的一部分在绝经前就已经出现了，至于绝经后会发生怎样的变化，我已经在上一章中介绍了一些。而且，亲爱的读者，你已经知道，所谓的"必须挺过去，挺到潮热退去"是一种巨大的误解。潮热退去既不能说明身体重新产生了更多激素，也不代表一切恢复正常了。大多数情况下，这意味着激素受体变得迟钝，就好像身体收回了自己的"天线"，或者因为警报声实在太大，身体干脆开始装聋作哑。

原来如此

请谨记：缺乏激素的状态是非常不健康的。缺乏激素会为许多慢性疾病的出现埋下隐患。

潮热是身体发出的警报，虽然会让你感到不适，但是相比之下，它算是激素缺乏引发的众多问题中危害最小的一个。大部分真正要命的问题才刚刚开始浮现——一开始很轻微，但随着岁月流逝，越来越严重。棘手的是，大部分健康问题一开始都没什么征兆，等症状明显时，它们往往已经发展到比较严重的程度了。应对这些问题最好的方式是利用好此前的那段时间，在还没出现症状的时候进行预防。这就像刷牙一样——预防大过天！

在下文中，我将详细阐明在绝经期会发生的一切，以及你可以做什么来阻止事态继续恶化。我会告诉你如何能尽可能长久地保持健康、愉快和性感。

骑着无名马穿越荒漠——阴道的悲惨命运

有这样一种说法，魔鬼最高明的伎俩就是让人们相信它不存在。这样，它就可以一直在暗中作恶了。如果女性健康问题中存在这样的魔鬼，我认为它应该是萎缩性阴道炎。多年来，民间称之为"阴道干燥"，这听上去好像没什么危害，却完全是误导人的一种说法。至少有 70%（其实是几乎 100%）的女性在绝经期都会遭遇萎缩性阴道炎，而多年来人们对这个事实却秘而不宣。即使在医学界和制药行业，萎缩性阴道炎也一直被忽略。因此，在德国，药房里出售的相关药物非常少，而且有几种在多年后因为不明原因下架了。

萎缩性阴道炎和其他绝经期疾病一样，病程进展非常慢，可能会持续数月甚至数年。这种疾病是由雌激素缺乏引起的，首先表现为阴道口黏膜变薄。阴道口附近有一片区域对激素缺乏最敏感，反应最明显：这里是阴道口最下方的点，是湿润皮肤与干燥皮肤之间的过渡区域。人们称这个区域为"6 点钟方向"。

为什么总是这里首当其冲？原因很简单，阴道口的"6 点钟方向"的激素受体最密集，这里是激素的停靠点。这一方面意味着阴道口的"6 点钟方向"对性爱最敏感，另一方面也意味着这里会最先感受到激素缺乏。在妇科检查中，阴道黏膜的状况可以说是激素情况的风向标，医生可以借此判断体内激素的总体情况。

萎缩性阴道炎可能造成瘙痒、烧灼感或性交疼痛，还会使患

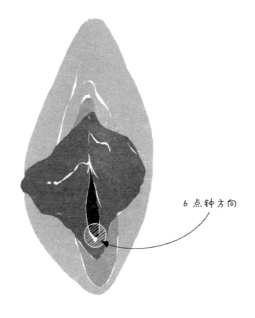

6 点钟方向

者感到阴道干燥（特别是在性爱中）。此时阴道外缘的皮肤已经
不再是粉红色的，而变成如褪色芭蕾舞鞋般的淡粉色或酒红色。
如果仔细观察，在"6点钟方向"还会看到非常细的血管，这些
血管在黏膜健康时一般藏于深处，是很难见到的。

随着年龄的增长，此处的皮肤会变得越来越薄，越来越敏
感，情况每况愈下：阴道逐渐失去弹性；会阴也变得僵硬，柔韧
性越来越差；从某一刻起，阴道口开始萎缩，阴茎的插入将变得
非常困难。做妇科检查时，医生只能使用最小的器械，但是仍然
会引起疼痛。如果阴道常年未被"使用"，阴道口会变得特别小，
它的直径只相当于小拇指甚至棉签的粗细。

即便阴茎仍可进入阴道，此处的皮肤也已经变得如纸一样薄，在小便或抚摸时会产生烧灼感。很多女性无法再穿紧身牛仔裤，无法长时间坐着，这给原本美好的外出就餐和电影之夜带来麻烦。很多人不得不放弃骑自行车和骑马，因为实在是太疼了。阴道黏膜的萎缩外加阴道pH值的改变，导致阴道瘙痒愈发严重，很多女性误以为自己得了真菌性阴道炎。然而，事实并非如此。阴道真菌更喜欢在雌激素充足的阴道中寄居，而这只会发生在还有月经的女性身上。小女孩和绝经期女性是不会得真菌性阴道炎的，这两个年龄段的女性就算真的感染了真菌，真菌影响的也是腹股沟、阴唇或肛周区域之间的褶皱。阴道pH值也会因雌激素的缺乏而发生改变。阴道的环境会变得更恶劣，为肠道细菌和其他致病微生物提供可乘之机。为什么会这样呢？

原来如此

阴道pH值由乳酸杆菌的数量决定，乳酸杆菌的数量主要由雌激素水平决定。如果乳酸杆菌受到雌激素的良好"照料"，就会分泌乳酸和过氧化氢，使阴道的pH值稳定在4.0~4.7之间。这种酸性环境能够防止肛门的细菌迁徙至阴道。不只乳酸杆菌，还有其他一些细菌和真菌也能平静地生活在阴道中。只要乳酸杆菌家族占据统治地位，平衡的阴道菌群就能够容许多样性和"亚文化"的存在，这个时候阴道分泌物的颜色呈白色或浅黄色，无异味，也不会引起瘙痒，内裤上留下的东西也比较"正常"。但如果雌激素持续缺乏，乳酸杆菌就会开始凋亡，pH 值会随之改变——阴道会进入"无政府"状态，开始出现瘙痒、烧灼感，分泌物可能会变成深黄色或绿色。

现在，我们已经知道：萎缩性阴道炎可不是能一笑置之的小事，它意味着阴道黏膜退化，阴道逐渐失去性器官的作用。再过一段时间，尿道也会出现不适，膀胱感染和尿失禁频繁发作，而人们根本不会在第一时间将这些与激素缺乏联系到一起。这个复杂的问题我们将在下一章中详述。

学霸专属

生殖器瘙痒的另一个原因是患免疫系统疾病——外阴硬化性苔藓。9% 的女性会在一生中的某一时刻患上这种疾病。所以我认为，我们有必要对这种疾病有所了解。外阴硬化性苔藓的病程发展是分阶段的，大部分发生在雌激素缺乏的情况下（但不总是这样）。如果患此病，外阴及其周围的皮肤和黏膜会受到不明原因的攻击，导致其弹性纤维被破坏。这会导致萎缩性阴道炎，阴道壁萎缩，发白结痂，引发难以承受的瘙痒。我的一位患者曾经将外阴硬化苔藓引发的瘙痒比喻成阴道真菌"磕药"了。小阴唇会变得越来越小，直到几乎看不到。阴蒂会出现瘢痕，并且瘢痕持续增生，最终覆盖阴蒂，这种情况下的阴蒂被称为"被埋藏的阴蒂"。瘙痒加上萎缩，使性爱变得很困难。因此，早诊断、早治疗非常重要。你如果担心自己患此病，就一定要进行活检！

很多人认为，萎缩性阴道炎带来的这些不适感只是暂时的，就像潮热一样，其实不是。大肆宣传润滑膏和阴道保湿霜的广告有极大的误导性，让人们误以为皮肤"干燥"的话，"保湿"就好了。但是，使用润滑膏的女性早晚会失望，因为她们在性爱中仍会感到疼痛，有时甚至是如下地狱般的疼痛。

在这里，我想提一下，有很多女性在 50~55 岁仍然非常享受与伴侣做爱。我强调这一点的原因是，无数来找我咨询的患者称，其他医生告诉她们，此时的性爱已经不再重要。这些患者的故事，我可以给你讲一晚上。很多 60 多岁的女性在询问如何挽回自己的性生活时都遭到过嘲笑。我不想知道全世界有多少女性在妇科咨询时被告知，做爱前喝一到两杯红酒就感觉不到疼痛了。这种如今看起来非常荒谬的建议在 20 世纪 90 年代还被认为是有价值的、合适的。令人遗憾的是，这样的建议至今仍然在广泛流传。

萎缩性阴道炎的预防与治疗

如今，我们已经知道，萎缩性阴道炎是真实存在的，几乎所有女性都会受其烦扰。问题是，我们有什么能做的吗？无论是为了自己的生殖健康，还是为了今后的性生活和卫生。我要告诉你，你不仅能做而且必须做一些事。

　　首先要考虑的，也是最重要的措施是定期在阴道内和阴道口涂抹激素软膏。这种激素软膏含有一种非常温和的雌激素——雌三醇。这种软膏仅作用于阴道黏膜，不会对身体其他部位产生影响。雌三醇滋养阴道，让它重新变得湿润、柔软、有弹性。阴道内将重新恢复酸性环境，阴道菌群也将恢复正常。小阴唇将重新变得柔软，不再有烧灼感。性爱过程中的疼痛就算没有完全消失，也会得到有效缓解（有关绝经后的性爱问题我们之后再详述）。此外，如果已经通过其他方式常规使用雌激素，比如在皮肤上涂抹激素凝胶或服用激素避孕药，也应该使用该软膏。通常情况下，仅仅进行常规的系统性治疗是不够的，还需要考虑到阴道的敏感程度。现在医学界已经普遍认为，即使女性曾患过激素依赖性肿瘤（如乳腺癌），也可以给予雌三醇软膏。[1] 因为这么小剂量的雌三醇对身体的影响相当小。顺便说一句，这比自身脂肪产生的、在吃肉时不知不觉摄入的雌激素的量小得多。

原来如此

　　让我们一起回顾一下第一部分的内容：雌激素是一组激素的统称，包括雌二醇、雌酮和雌三醇。

　　雌三醇对阴道和膀胱而言是最重要的激素，雌二醇和雌

---

① 对于雌激素受体阳性的乳腺癌患者，一般建议尽量避免雌激素暴露，但至今没有证据表明局部使用雌激素治疗会增高复发风险。如果患者阴道干燥症状非常明显，可以使用雌激素以改善生活质量。建议有需求的患者向医生咨询。——译者注

雌三醇是最温和的雌激素，每个雌激素缺乏的人都可以、也应该使用它，其中也包括乳腺癌患者！

你即使已经在服用雌激素，也需要外用雌三醇软膏，因为服用的雌激素无法作用于阴道。

此外，萎缩性阴道炎还可以用二氧化碳激光进行治疗。这是一种起源于美国的治疗手段，疼痛程度相比于其他手术更低。探针被塞入阴道，对整个阴道进行激光治疗。在二氧化碳激光的照射下，阴道表层黏膜中的细胞被刺激，产生更多液体，触发伤口的愈合过程并改善血液循环。阴道口则需要单独处理。

激光治疗一个疗程是 4~6 周，进行 3 次治疗，第一次治疗就有效果。我从 2016 年开始在我的临床诊疗中增加了二氧化碳激光治疗，效果非常好。事实上，有大型研究表明，雌三醇软膏和二氧化碳激光疗法都对萎缩性阴道炎有效，二者结合的效果更是无与伦比。

对于萎缩性阴道炎患者，我会首先叮嘱她使用雌三醇软膏——每晚使用，持续 3 周，强化原本脆弱的皮肤屏障，满足身体对雌三醇的需求。之后，可以将使用频率降到每周 3~4 次。市面上售卖的大部分雌三醇软膏上都配有塑料给药器。我个人很不喜欢这种给药器，多数情况下，我都建议患者直接将它扔掉。大部分患者不需要这种给药器，只需要将雌三醇软膏涂在阴道口，不需要涂到阴道里面（还记得阴道口有很多雌激素受体吧）。

至于阴道里面，很多年以后才需要激素。到那时，使用雌激素栓剂更合适。此外，以我拙见，我认为这种傻傻的给药器会妨碍女性坚持治疗——谁乐意每次使用后还要清洗它呢？据我所知，很多女性不想承认自己使用了雌三醇软膏，因为这意味着衰老和疾病。女性对这种药的敏感程度和对痔疮膏的敏感程度不相上下。

我推荐每晚取葡萄粒大小的软膏，涂在阴道口、尿道口、会阴和小阴唇上。如果软膏还有剩余，阴蒂、大阴唇上也可以涂点儿。（我还见有人把雌三醇软膏涂在眼睛下面用来除皱，她们的状态看起来都很不错！作为医生，我当然不能这么推荐，因为这属于超适应证用药，也就是说，这种软膏未被批准做此用途，也不应该被正式用于这一用途。但是，我们都知道，世间有如此多的可能性有待探索。）

雌三醇软膏一般在晚上使用，这样可以让它在夜间发挥效用。尽管患者可以在涂完药膏后与伴侣缠绵，但这种软膏是没有润滑作用的。因此我建议，在共度浪漫之夜时，你可以用湿纸巾擦掉药膏。有很多女性担心她们的伴侣因此吸收过多的女性性激素，长此以往会出现问题。其实大可放心，阴道中残留的少量激素，即便摄入也是无害的。

有时，激素缺乏已经导致阴道黏膜严重受损，无论是涂抹软膏还是保湿霜，都会使阴道产生强烈的烧灼感，因此患者无法继续使用。如果发生这种情况，我建议先使用二氧化碳激光重建阴道黏膜，再坚持涂抹雌三醇软膏，保持黏膜健康。直到现在，二氧化碳激光治疗在德国仍然属于自费项目，每次治疗要花费400

欧元（近 3000 元人民币）。因此，我建议你尽早开始涂抹雌三醇软膏。在德国，雌三醇软膏和其他生物同质性激素都是在医保报销范围内的！

我一直建议患者尽早开始在晚上涂抹雌激素软膏，最好在疼痛出现之前就涂抹！我在门诊中会常规询问患者是否出现了雌激素缺乏的情况。即使患者只出现了轻微的症状，我也会建议患者将涂抹雌三醇软膏加入每晚睡前的常规流程。我感觉我和牙医的任务有点儿像：让患者在发病前意识到问题所在，提醒并引导她们保持阴道健康。我的做法是符合逻辑的，但在德国的正规诊疗中却是极其另类的。即使患者已经出现了萎缩性阴道炎的症状，大部分妇科医生也很少向她们说明什么是萎缩性阴道炎，如果不及时预防或处理会发生什么。阴道健康如今的地位有点儿像牙齿健康在 20 世纪 50 年代的地位——那时，人们只有在牙疼得不行时才去看牙医，在此之前都在忍耐。在第三部分中，我将告诉你如何让你的妇科医生变得像牙医一样。

总而言之

雌激素缺乏会导致阴道皮肤变薄且容易受伤。

随着时间流逝，阴道皮肤会越来越薄，性爱时会产生疼痛，烧灼感、分泌物异常和瘙痒随之而来。

长此以往会出现萎缩性阴道炎，性爱中有撕裂感。

据统计，有 70%~80% 的女性会出现这样的情况！

在患者有感觉前，妇科医生就可以看出阴道发生的改变。

坚持使用雌三醇软膏能够预防所有症状的出现，而阴道保湿霜没什么作用。

阻止那倾泻的流水——尿失禁

在大笑、咳嗽、打喷嚏、运动甚至性爱过程中尿失禁是相当普遍的现象——至少一半的女性在绝经后会遇到这样的问题。医学上，这种尿失禁被称为"压力性尿失禁"，因为身体的压力作用到膀胱，然后在打喷嚏或跳起时显现。[1] 我们需要把压力性尿失禁和急迫性尿失禁区分开。可能有些人在膀胱感染时出现过急迫性尿失禁：在尿意来临时，来不及上厕所，不由自主地尿到裤子中。有些人有长期尿失禁的问题，这可能是多种原因共同导致的，治疗起来很棘手。

我们在此主要谈压力性尿失禁，因为这是在绝经后最常出现的尿失禁类型。[2] 为了寻找压力性尿失禁的根源，我们要先了解两个问题，这两个问题都可能导致尿失禁的出现：盆底肌松弛和激素缺乏引发的尿道闭合不全。你可能两个问题都有，也可能只有其中一个问题。

学霸专属

压力性尿失禁分为 3 个等级。

等级 1：在大笑、咳嗽、打喷嚏、举重物或抬重物时漏出少量尿液。

等级 2：在走路或站起时漏尿。

等级 3：躺着也会漏尿。

处于等级 1 时就需要治疗！

让我们先从最常见的问题说起：盆底肌松弛。顾名思义，盆底肌是骨盆底部的肌肉。它就像由肌肉构成的吊床。膀胱在这层肌肉的上方，尿道口在阴道口和阴蒂之间，尿液横穿过这层肌肉，从尿道口流出。

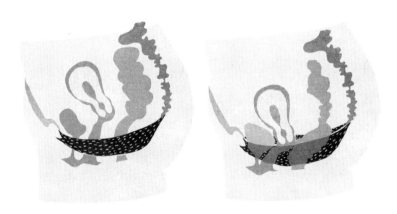

当女性想阻止尿液倾泻而出或"锁"住已经湿透了的卫生棉条时，就需要动用这层肌肉（需要长期站立和无法及时去厕所的人知道这是什么感觉）。在尿液排空的状态下，膀胱就像一座金字塔；充满尿液的时候，膀胱就像一个熟透了、倒下的无花果，一头圆，一头扁。

阻止那倾泻的流水——尿失禁

如果盆底肌受伤或因生育等原因被过度拉伸了，膀胱就会下垂，由阴道表面膨出（就像坐在破了个洞的露营椅上的大屁股）。如果盆底肌非常薄弱，就会导致一种在临床上被称为"膀胱脱垂"的疾病。现在你已经知道，膀胱要运转良好，尿道必须角度正常地固定在周围的环境中。憋尿和排尿的一系列动作需要膀胱肌肉、尿道括约肌和神经的通力协作，才能顺利完成。如果它们相安无事，尿道就会保持密闭，一切正常。但是，一旦盆底肌和尿道的支撑结构因各种原因受损，尿道就会出现异常。换句话说，受到挤压时尿道被迫向下弯，角度发生变化，整个系统都无法正常运转。这时，尿道错位，闭合功能失灵。

分娩可能是造成盆底肌和尿道受损的原因之一。人们认为，胎儿的重量、长产程时的挤压和运用胎头吸引术助产等因素导致盆底肌过度承受压力或被过度拉伸。就算胎儿很轻，分娩过程也比较顺利，但如果女性结缔组织本身比较脆弱，后期也会出现尿失禁的问题。就算是采用剖宫产术，女性也可能出现盆底肌问题！这是怀孕期间体重增加导致的，而结缔组织是否脆弱，则因人而异。再后来，超重会进一步导致盆底肌受损。

女性操劳一生，那些沉重的生活负担也会导致膀胱脱垂持续，这就是为什么我倾向于把膀胱脱垂称为"职业女性病"：往往是那些长期背负沉重负担、处于劳累状态下、不喜欢寻求帮助的女性更容易出现这种问题。

最后，雌激素缺乏亦会进一步加重盆底肌损伤。雌激素是负责制造胶原蛋白的激素，胶原蛋白对于强化身体结构起重要作用。无论是皮肤还是结缔组织都离不开胶原蛋白。因为所有肌肉都被结缔组织包围，在一定程度上也受到结缔组织的支持，因此持续性雌激素缺乏会导致盆底肌松弛。

很多人不知道，即使盆底肌没有任何问题，如果尿道缺乏雌激素，也可能会出现尿失禁。为什么会这样？因为阴道和尿道上都有很多雌激素受体，膀胱壁上也是！如果雌激素水平下降，尿道和膀胱的结构就会受到影响，因而出现尿失禁。

具体来说，除了小便时放松，尿道旁的肌肉 24 小时都在坚守岗位，给膀胱把门。然而，如果缺乏雌激素，这些肌肉就会像身体中其他缺乏激素的肌肉一样变得松弛。长此以往，就会导致尿道无法承受打喷嚏、咳嗽或搬重物等带来的压力。于是，内裤会一直处于湿漉漉的状态。

原来如此

压力性尿失禁，即在大笑、打喷嚏和咳嗽时漏尿。这可能由盆底肌损伤引起，也可能由激素缺乏引起！尿道和阴道一样，都要受雌激素的滋养才能保持功能正常。大多数情况下，压力性尿失禁是由激素缺乏导致的尿道括约肌松弛引发的，而非盆底肌松弛引发的！

另外一种尿失禁是急迫性尿失禁。膀胱暂时变成急躁的暴君，在膀胱充盈的第一波信号来临时，变得毫无耐心。仿佛在说："现在赶紧去厕所！快去！我只数到三：一、二、三……"晚了，尿裤子了。

受此困扰的女性需要对离得最近的厕所的位置一清二楚，并且要时刻绷紧一根弦，特别是打算去购物或长距离散步时，不能喝太多水。她们在远足或旅行中会遭遇巨大挑战。急迫性尿失禁可不是什么有趣的事情，有时它真的会让人束手无策。

近年来，医学界对急迫性尿失禁的研究有了长足的进步。很长时间以来，人们都对膀胱的运行机制感到困惑。仿佛无论厕所离得有多远，膀胱都能尽力憋住尿液。因此，人们曾误以为急迫性尿失禁是由神经传导障碍或膀胱肌肉过度活跃造成的。有趣的是，人们发现膀胱的内层（即尿路上皮）不单是一层容纳尿液的细胞层，还形成了与神经元对话的网络。[3,4] 尿路上皮非常聪明！在出现机械性刺激（"你好，膀胱已经满了哟！"）或化学性、刺激性冲动（比如有太多细菌）时，尿路上皮和膀胱的神经系统开始交流，使得膀胱肌肉收缩。以前，医学界认为尿液是无菌的，至少含菌量极低。如今，最新的基因测序技术发现了逃过常规尿液测试"法眼"的生物。人们终于可以确定，膀胱菌群是一群像海绵宝宝一样的浮游生物样细菌 [5]，这些膀胱原有的细菌与感染是相关的 [6,7]。

学霸专属

有些女性饱受膀胱过度活动症（OAB）的困扰。一天上厕所次数少于 7 次是正常的，而受 OAB 困扰的女性每小时都要上厕所，有的一小时内要上好几次。OAB 可能和尿失禁有关，也可能没有关系。也有观点认为 OAB 是尿路的超敏反应。

如果持续性感染或膀胱微生物世界发生变化，导致尿路上皮不断被刺激，那就可能会出现急迫性尿失禁。

现在，人们也已经知道，阴道菌群会对膀胱菌群造成影响，特别是在我们的友好菌群——乳酸杆菌占据主导地位时。事实上，膀胱也是一部分乳酸杆菌的自然栖息地。[8]如果雌激素充足，阴道菌群就健康。随着科学的进步，我们会越来越了解膀胱菌群，对膀胱菌群的了解也许会在解决急迫性尿失禁问题上起到关键性作用。[9]

原来如此

还有比较少见的尿失禁，比如有的女性只有在站起或弯腰时才会漏尿，有的女性则只在晚上或性爱过程中漏尿（很多研究并没有将性爱过程中的漏尿与潮吹区分开来）。很多女性在中年时才第一次经历潮吹，并以为自己漏尿了。真的是这样吗？需要具体情况具体分析，但是我敢保证的是：美好的性爱就是乱糟糟的！

很多女性遭遇的是混合性尿失禁：压力性尿失禁先出现，经年累月发展成急迫性尿失禁。治疗混合性尿失禁需要多管齐下。

我认为，尿失禁的最大问题是它带来的耻辱感。许多患者对此闭口不谈，也许她们认为医生对此也无能为力，以为长期尿失禁是正常的。其实，有很多缓解症状的方法！

不过，我们需要对症下药。只有确定尿失禁的原因是盆底肌受损，盆底肌训练才对缓解尿失禁有效。根据我的经验，大部分女性都有这样的误解：自己尿失禁的原因是生产后凯格尔运动做得不够。女性是多么愿意把责任都往自己身上揽，觉得自己做得不够好啊！你也要知道，妇科医生并非全知全能，他们没有足够的能力来解决所有类型的尿失禁问题。他们虽然以前都学过相关课程，但要想成为真正的专家，必须接受强化训练，就跟要掌握美容技术的美容师一样。

因此，有关尿失禁的问题，患者需要寻求泌尿科或专门研究泌尿问题的妇科医生的帮助。通过诊断，泌尿科医生会追根溯源，找到尿失禁的原因，给患者开药或者使用盆底物理疗法等方法。有关这个话题，我想跟你说几句心里话：请找一位专门研究骨盆的物理治疗师，让他成为你恢复骨盆功能之路上的伙伴。这样的物理治疗师在英语国家被称为骨盆专家，他们不遗余力地研究骨盆，对于盆底动力学有充分的了解，他们提供的培训课程水平远远超出了德国政府无偿提供的简单产后培训课程。他们中的许多人还提供在线培训课程！无论如何，上网查查总没错。

泌尿科医生可能还会给你一些其他的医学建议。如果尿失禁和雌激素缺乏有关，那么常规涂抹雌三醇软膏当然是有用的。很多女性会先出现萎缩性阴道炎，数年后出现尿失禁，此时涂抹雌三醇软膏可谓一石二鸟。妇科医生可以给你开处方，以便你购买雌三醇软膏。

压力性尿失禁还可以通过手术治疗，例如在尿道周围放吊带（悬吊术）。你需要和医生讨论细节以判断这对你的问题是否是个好的解决办法。总体来说，做这个手术需要慎重，因为它其实针对的是松弛的盆底肌，并不是尿失禁。它的主要适应证是膀胱或直肠的严重脱垂。

德国有一种新的治疗方法，能够给盆底肌施加电磁脉冲。这种疗法用电磁脉冲触发速度惊人的肌肉收缩——相当于患者每分钟做 11000 次凯格尔运动！这是漫威漫画中最厉害的女英雄杰茜卡·琼斯也无法做到的事情。

为了锻炼盆底肌，你还可以使用阴道哑铃。阴道哑铃是一种放置在阴道中的器具，表面非常光滑。这种器具有个巨大的优势，那就是你可以直接在药店购买。将阴道哑铃置于阴道中，如果感到很轻松，那就增加重量。在使用时你能得到及时反馈，因为你自己就可以知道在不同训练强度时的表现，这对恢复盆底功能来说非常有益。我认为，你没必要购买的训练器具是阴道球。阴道球通常被设计得和高尔夫球一样大，患者可以自行放入阴道。从物理治疗的角度来看，这种球对于恢复盆底功能来说毫无意义，因为阴道包裹住了阴道球，起不到提升盆底肌的作用。

 真相炸弹
阴道球对于解决尿失禁或盆底肌脆弱问题没什么用！

如果你赘肉比较多，那么减重是值得推荐的办法。有研究显示，只要减重3%~5%，压力性尿失禁就会比之前好转50%。[10]

受急迫性尿失禁困扰的患者可以从涂抹雌三醇软膏中获益，但是这还不够。患者还是需要服药来使过于兴奋的膀胱平静下来，而且必须恢复膀胱菌群平衡。另外，使用肉毒毒素已经成为泌尿科的常规治疗手段。事实上，在治疗急迫性尿失禁方面，使用肉毒毒素比其他方法更无害，也更有效。我们需要放下对这种所谓的"神经毒素"的偏见，对医学的进步持开放态度。

而混合性尿失禁的治疗需要分阶段进行，而且需要根据患者个人情况制订方案。也许患者需要准备一本记事本，记录排尿量、排尿次数和喝水情况等。治疗方案有时还要考虑其他的因素，比如体重或者盆底的感受，从而让肌肉归位。简而言之，治疗急迫性尿失禁和混合性尿失禁需要妇科、泌尿外科和物理治疗等多学科协作。

无论病程发展到什么阶段，女性都要对尿失禁给予足够的重视。太多女性过早选择了放弃，认为尿失禁是不可避免的命运，早早地穿上了成人尿不湿。我要说：还没到这个地步！在举白旗之前，你要抓住一切机会来挽救自己的健康。尿失禁对很多女性来说意味着衰老，也是除了阿尔茨海默病外，老年人需要护理的另一个常见原因。养老院里有大量对尿失禁束手无策的女性，她们默默承受着尿失禁带来的痛苦，从未寻求帮助。你是一位现代女性，你冰雪聪明，你知道应该有备无患。你的下半生有那么多值得期待的东西，你可以避免尿失禁！性感的蕾丝内裤比防漏内裤好得多，不是吗？

总而言之

据统计，大约有 50% 的女性在绝经后因为激素缺乏而出现压力性尿失禁，这意味着她们在打喷嚏、大笑或者咳嗽的时候会漏尿。

盆底肌无力也可能是引发尿失禁的原因。

急迫性尿失禁可能是膀胱过度活动症的症状之一，与压力性尿失禁是有区别的：急迫性尿失禁患者有尿意时，只有几秒的反应时间；如果没有及时找到厕所，就会尿到裤子上。这通常是由细菌引起的慢性尿路感染引发的。

所谓混合性尿失禁，就是压力性尿失禁和急迫性尿失禁这两种问题皆有。

所有类型的尿失禁都不能任其发展，应该早发现、早治疗！

性爱、谎言和更年期——一切都结束了？

本节的主题——中老年人的性爱——在有些人看来可能压根就是不存在的。在我们的社会中，性爱似乎是年轻而健康的人才能拥有的东西。我在门诊中遇到的年轻人在听说像我们这些"上了年纪"的人还对性爱有兴趣时，都一副非常惊讶的样子，就好像年过五十，第一根灰白的阴毛出现后，就必须马上停止做爱似的。喂，我们可是在 20 世纪 80 年代发明车震的一代人。难道我们会轻易放手吗？

那么，最后一次经期结束，跟最后一片卫生巾说再见后，我们究竟还应该对性爱有什么期待呢？是不稳定的性欲？还是对性爱毫无兴致？抑或我们自己热情如火，但面对的是勃起障碍的丈夫和无性婚姻。

哪里有准确的数据呢？谁知道问题的答案？全世界范围内，有关中老年性爱的研究并不少，但是这些研究差异巨大：有些研究的对象是 45~55 岁人群（这些研究证实了科学上对中老年人还有性生活的猜测），有些研究的对象则是 58~80 岁人群。甚至还有人在养老院做研究！经过调查，我发现这些研究存在巨大的文化差异——不仅体现在研究结果上，也体现在问卷的具体问题上。因此，不同国家（特别是文化中存在性羞耻感的国家）的研究不适合放在一起比较，比如印度研究者的提问方式肯定不同于法国的。而且，问题的答案也像这个世界一样多样化。有项研究发现，有些女性认为缺乏性欲是更年期带来的不可避免的"副产品"，会同意丈夫以这个理由提出的离婚请求。[11]

而人们关心的女性更年期后性欲如何，则需要具体问题具体分析。

女性人生后半程的性爱主要与 3 个因素有关：

自身和伴侣的健康状况；

前半生对性爱的态度；

绝经后的激素状况。

思考过后，很少有人会对第一点产生疑问。患有慢性病的人自然比那些没有患关节炎、糖尿病或高血压的人性欲低。此外，抑郁、尿失禁或慢性疼痛等也是问题所在，心理压力同样会造成类似的困扰。另一项研究的结果显示，经济状况较差的人比养老金有保障、经济状况良好的人对性爱的兴趣小。

另一个影响性爱的重要因素是女性绝经前对性爱的态度：如果将性视为一种义务或者例行公事，那么当自己或者伴侣出现健康问题时，性爱是第一个被放弃的。[12]

研究发现，男性和女性的性爱频率在 50 岁后都在下降，女性的下降幅度比男性大。这是可以理解的。一个原因是，很多女性在这个年龄已经丧偶，因为男性的平均寿命至今仍比女性低。可能还有一个原因，很多女性此时阴道黏膜变薄，在性爱期间会感觉疼痛，因此会尽量避免性爱。

此外，人们还发现，受教育水平较高的女性对性挑逗倾向于有更积极的反应 [13]，而且女性的就业情况与对性爱的兴趣关系密切 [14]。

以下是有关性爱的谎言。

（1）50 岁以上的女性不想再有性生活，如果"略过"，她们会很开心。

法国有一项研究很有趣，调查了绝经前期和绝经期女性对于性的态度。研究得出结论，50 岁以上的女性对性爱的需求与 50 岁以下的女性并无区别，除插入式性爱外，她们对其他形式的性爱也来者不拒。但是，当被问到禁欲 3 个月是否会对一段关系造成不良影响时，50 岁以下的女性和正在接受激素替代疗法的 50

岁以上女性都表示会造成不良影响，而未补充激素的 50 岁以上女性则认为不会造成影响。[15] 很明显，女性对性爱的看法受到激素水平的影响！有多项研究证实，激素替代疗法对绝经期女性的性生活有积极的作用。[16]

（2）年纪大了就不再想碰对方。

澳大利亚一项研究的结论说到了点子上：虽然存在种种掣肘因素，但绝经后女性的性欲仍然存在，而非戛然而止。没有什么是非黑即白的！处于这个人生阶段的女性既非清心寡欲，也非热辣性感，她们对于性爱的态度和所处的环境密切相关：与伴侣的关系是否良好，是刚刚坠入爱河还是已在分手边缘，这些都对性爱有影响。而且，所有的研究都没有将"性爱究竟是什么？"这个问题摆上台面：很多人认为只有传统的插入式性爱才是真正的性爱。如果因为疼痛或无法勃起而不成功，很多人会认为这样的性爱是失败的。这种观点大错特错！在很多调查中，年纪较长的女性承认，她们更喜欢自慰——她们中的有些人已经超过 70 岁了！[17] 老一辈受到的思想压迫让很多年长的女性对谈论性感到羞耻。我在诊疗过程中遇到了很多这样的患者，她们无法对任何人敞开心扉。她们的熟人和朋友认为她们在性方面毫无问题，或者认为她们对性已经毫不在意，而且对没有性生活感到高兴。其实，很多年长的女性想要了解与性相关的问题，但旁人的冷漠态度让她们觉得自己已经被社会和医生抛弃了。

我们需要知道，性爱对保持生殖健康至关重要：性爱越频繁，阴道就越柔软、湿润，供血也就越好。我们还需要知道，对我们女性来说，阴道要么用，要么丢。一直拥有性生活的女性明显更少出现阴道方面的问题，也会觉得自己的身心联系更紧密。当听到 50 岁以上的女性患者说"性爱对我来说已经不重要了"的时候，我总是觉得很难过。她们很少显得生机勃勃，大多都面露悲色，自暴自弃。我多么希望把一个拥有六块腹肌的瓶中精灵送到她们身边。最重要的是，我希望帮助她们找到让她们再次闪耀的东西。

（3）50 岁以后，性爱还像骑自行车吗？

为了让你的性生活充满生机，你可以做什么？除了采取激素替代疗法（我会在后面的章节中详述）和生活方式健康外，你还要让自己对性保持积极的态度。在我的门诊，咨询有关性爱玩具的问题最多的是年长女性！我认为，如果你还想拥有性爱，那么震动棒就应该属于你。20 世纪 80 年代以来，性爱玩具已经有了很大改善！现在的性爱玩具表面光滑，震感轻微，我强烈推荐！对于长时间禁欲的绝经后女性，我推荐尺寸比较小的震动棒——在同伴侣实战前，用比较小的震动棒进行演练。

我们都知道，只要学会了骑自行车，即使长时间不骑，再骑的时候也会很快上手。很多人都以为性爱也是一样。因此，当年长女性性生活感受到疼痛时，往往震惊和失望。然而，疼痛是很可能出现的，尤其是当阴道长期处于激素水平偏低的状态：随着时间的推移，阴道逐渐萎缩，甚至连阴道口都可能缩小了。

就像不能要求坐了多年轮椅的人刚重新学会走路就马上冲到超市去囤货一样，你也不能要求你的阴道在多年的禁欲后立刻

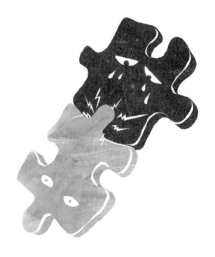

顺利地恢复功能。你当然可以这样想，但是以后你可能会痛苦和失望。

原来如此

绝经数年后再次尝试性爱的女性可能会体验到钻心的疼痛——阴道黏膜变薄可能会导致严重的疼痛！

如果每天涂抹雌三醇软膏，3 周后就会有效果。因此，一定要向你的妇科医生咨询！他可以帮助你，让你的阴道"华丽回归"。

用知识武装自己，正确地做准备工作，是性生活顺利重启的关键。为了有十足的把握，对你的阴道状况有充分的了解，请先去向妇科医生咨询，他会告诉你在性生活重新开始前是否需要涂抹雌三醇软膏 2~3 周。

我还非常推荐进行 3 个疗程的二氧化碳激光疗法（我在前面的章节中已经提到过）以刺激你的阴道黏膜，让它变得湿润、有弹性。最新研究显示，涂抹雌三醇软膏可以缓解萎缩性阴道炎，而激光治疗可以使阴道重新变得湿润和有弹性。根据我的经验，激光治疗后，卧室将不再是"禁欲之地"——丈夫应该准备好迎接"华丽回归"的妻子。

但是，如果问题不在于阴道黏膜，也不在于阴道干燥，而在于阴道松弛，无法像以前那样紧紧包裹阴茎，以至于伴侣再也无法像以前那样感受强烈呢？阴道松弛是医学界关注较少的一个问题。随着岁月的流逝，再加上雌激素水平的降低，女性的阴道不再像 30 多岁时那样紧致，也无法再像以前那样感到阴茎。伴侣也会发现这一点。于是，社会上出现了各种"紧致阴道"的"偏方"，什么玉石法、蜂毒法、牙膏法……我都见过。

有些方法能够对阴道松弛起到一定的改善作用，比如盆底训练、锻炼盆底肌的瑜伽或普拉提动作。二氧化碳激光疗法或射频治疗也能起一定作用。还有一种更为简单的方法：使用阴茎环。阴茎勃起质量随着男性年龄增大而下降，使用阴茎环对解决这个问题大有帮助。而且在佩戴阴茎环一段时间后，阴茎还会变粗。这绝对有助于夫妻双方获得更好的体验！

在我写这一节的时候，我发现，一位 50 岁以上的女性要想拥有美好的性爱，需要一名物理治疗师、一名药剂师和一家性用品商店——这些是值得的，无论是为了身体、两性关系抑或人生体验。而当女性需要涂雌激素软膏、做盆底练习、使用性爱玩具来维持性生活时，男性只需要使用一个阴茎环就可以了。既然如此简单，为什么不这么做呢？性与亲密关系很重要。恰如碧昂斯（Beyoncé）所说的那样，你如果喜欢，便要做出承诺。性生活关乎两性关系。

总而言之

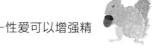

性爱绝不是专属于年轻人的——性爱可以增强精力，是非常有益健康的。

老年人的性生活比人们以为的多。

在长时间禁欲后，女性要想获得良好的性爱体验，需要做些准备：涂抹雌三醇软膏、用性爱玩具练习、让伴侣使用阴茎环。

我不想动啊——关节痛

如果不想在外貌上显老，那我们有很多可以做的。但是，要想发自内心地不觉得自己老了，那就比较困难了。没有什么比从早到晚浑身上下都疼更让人觉得"我老了"。当你觉得身体好像生锈了，上楼的时候仿佛踩在薯片上，关节咔嚓作响，你不得不这么想："我已经老了吗？"

肌肉和关节的慢性疼痛是非常普遍却被严重低估的问题，超过一半的更年期女性都饱受困扰。[18]

很多女性没有为此去看医生，因为她们完全没有意识到这是更年期的典型症状。所谓的"更年期关节炎"是更年期综合征的一部分，典型症状是肌肉和关节疼痛。这些症状是近 21% 的更年期女性的主要症状，发生率甚至高于潮热！[19] 此外，睡眠不足、情绪波动和潮热会加剧肌肉和关节疼痛。

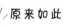

原来如此

很多女性的更年期综合征典型症状是肌肉和关节疼痛，而非潮热！

更年期与肌肉和关节疼痛之间的联系可以这样解释：雌激素受体几乎存在于全身，在所有韧带、软骨和骨骼中都很丰富。医学界已经确认，在雌激素的作用下，软骨更有弹性。

此外，雌激素有一定的抗炎作用，能够非常微妙地抑制免疫系统工作，这也是女性身体在妊娠期大量分泌雌激素的原因（毕竟这时体内的胎儿也算"异物"）。雌激素受体也存在于整个神经系统。此外，科学研究已证实，雌激素的存在让女性对疼痛变得不敏感（这也解释了为什么有的男性在只有一点点疼的时候就想叫救护车）。

有些因患乳腺癌需要服用特殊的药物（即所谓的芳香化酶抑制剂）来阻止雌激素生成的女性报告称关节剧烈疼痛。部分患者甚至因为疼痛过于剧烈，宁可冒着癌症复发的风险，自行停止服用药物以缓解疼痛。癌症患者做出这样的决定前内心肯定经历了挣扎，但是谁想要没有任何生活质量地活着呢？说实话，我不忍指责任何一位做出这种决定的癌症患者。

围绝经期非常常见的另一种疾病是肌纤维疼痛综合征。这是一种在颈部、肩部、背部和骨盆出现的弥漫性疼痛，典型症状是睡眠质量差，或者睡眠质量看起来不差，但是患者在起床后很快就感觉很疲惫。此外，肌纤维疼痛综合征经常伴有其他症状，比如偏头痛、严重痛经或记忆力减退。肌纤维疼痛综合征的确诊其实是一种所谓的排他性诊断，也就是说这种病无法通过任何检测或检查（如 X 线检查）确诊。关节疼痛是需要被谨慎对待的问题，患者需要去看专科医生。

还有两种女性容易患的关节疾病——退行性骨关节病和风湿性关节炎——需要早发现，早治疗。这两种疾病经常被人们混淆，医生也不例外。

退行性骨关节病是关节疾病中最常见的，女性患这种疾病的概率是 25%~49%。[20] 退行性骨关节病指的是关节磨损，磨损大多是由保护性软骨缺失、关节面相互摩擦引起的。女性的软骨磨损速度是男性的 4 倍！[21] 膝关节软骨是首先可能被磨损的，其次是髋关节软骨和腕关节软骨。目前医学界仍不清楚退行性骨关节病的发病机制，但是已经证实，雌激素对软骨有保护作用，因为软骨和女性身体的其他部位一样，有大量雌激素受体。动物研究已证明，摘除了卵巢的雌性大鼠膝关节会出现退行性骨关节病，已患退行性骨关节病的大鼠的症状会恶化。[22] 患有退行性骨关节病的人需要注意保护关节，尤其是在运动时。以前人们常说，要好好保护受损的关节，而现在人们已经知道，运动是保持关节活动能力的关键。没有任何药物能逆转这种疾病的发展。人们现在只知道，缺乏雌激素对关节炎的产生起一定作用，针对激素的大型研究——妇女健康倡议研究（WHI）已经证实了这一点。[23]

另一种关节疾病叫风湿性关节炎，这是一种典型的炎症性关节疾病，属于自身免疫性疾病，女性的发病率是男性的 3 倍。这种疾病一般起病于 35~55 岁，通常和围绝经期的初期症状一同出现。[24,25] 似乎许多遗传因素都在这种疾病的发生和发展中扮演重要角色，但是如其他的风湿性疾病一样，风湿性关节炎在遗传因素方面也还有很多未解之谜。重要的是尽早诊断，以免关节进一步受损。

我们可以确定的是，肌肉和关节疼痛在女性中十分常见，通常在围绝经期出现或恶化。对围绝经期女性关节疼痛的治疗办法，目前医学界仍然缺乏共识。我个人认为，适度采取激素替代疗法是值得的，因为疼痛会严重影响生活。因此，我会在患者刚开始疼痛的时候尝试使用低剂量的激素，观察会发生什么。"专家推荐"总是在变，我们不能盲从。我更倾向于关注结果，毕竟谁把病治好了，谁就是对的。

总而言之

关节疾病及由此引发的疼痛是激素缺乏造成的，很多人都意识不到这一点。

关节疼痛是近 21% 的女性在围绝经期的主要症状。

肌纤维疼痛综合征、退行性骨关节病和风湿性关节炎通常出现在围绝经期和绝经期。

适度的活动和专业支持必不可少！

脑中有爱——大脑中的棉花和记忆空白

有一个至今只在科学界流传的秘密——雌激素对大脑有影响。亲爱的读者，事情是这样的：很多年前，人们就知道雌激素在神经系统中扮演的并非次要角色，它在分子层面对大脑的表现，特别是学习能力和记忆能力有重大影响。我查到的相关文献浩如烟海，如果一一列出，我相信可以写好几万字。大部分研究的结果没有公开的原因也很简单：这些研究的对象是雌性大鼠。

虽然结论是显而易见的，且已被许多研究证实，但是至今医学界仍然缺乏具体的科学手段来证实这些结论是否适用于女性。然而，由于这些研究结果实在令人信服，以至于出现了大量关于女性性激素分泌及其与认知能力（即脑力）的关系的研究。科学家主要研究的是激素水平不同的女性的灰质细胞对学习能力和记忆能力的影响是否有差别。让我们一起来看一看以雌性大鼠和女性为研究对象的这两类研究得出的结论。亲爱的读者，失去记忆并不是每个人都不得不接受的命运，我们需要打破陈旧的观念。

 真相炸弹
老年的记忆力减退并非难以避免！ 17β‑雌二醇是天然

雌激素中最活跃的，无论是在动物实验还是在临床试验中，17β－雌二醇都对改善记忆力和保护大脑有积极作用。

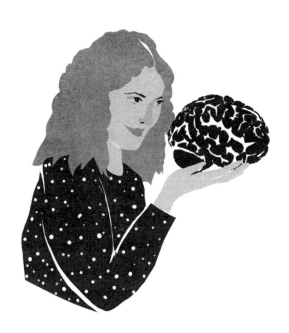

以大鼠为对象的此类实验通常是让大鼠解决问题或在具有奖励机制的迷宫中行进。实验使用的是标准化迷宫，大鼠需在水中游泳或者记住迷宫中某些特定的标志，从而获得米饼或者玉米片之类的奖励。

我们要知道，雌性大鼠与人类女性一样，也是有月经周期的。雌性大鼠的月经周期也分为四个阶段：发情前期、发情期、发情后期和间情期。发情期是交配期，是发生排卵且雌激素水平达到顶峰的时期。基于这些知识，很多科学家尝试用大鼠进行实验，观察它们的学习能力和记忆能力。科学家比较了处于月经周期不同阶段的大鼠在迷宫中的表现。科学家观察到大鼠在周期不同阶段中的学习行为存在差异，同时检测了大鼠血液中的雌二醇水平。

此外，科学家也观察了卵巢被切除的、"人工"进入绝经期的雌性大鼠的表现：它们的表现明显更差。不过，如果让这些雌性大鼠服用雌二醇，它们的表现会明显改善，它们最终成功得到了奖励。

学霸专属

长久以来，科学界一致认为雌激素是一种非常有益的物质，但它在我们女性神经系统内的作用迄今为止仍然被低估。雌激素是一种类固醇激素，很容易穿过细胞膜（就像咖啡能够通过过滤网一样），进入细胞核。之后，雌激素会开启一系列导致各种蛋白质产生的进程。这些蛋白质具有不同的作用，如果是在神经元中，可以促进神经元之间的交流。在大鼠实验中人们已经发现，在雌激素的刺激下，神经元上突触的数量和密度有明显增大。[26]

更有趣的是，人们发现，大鼠学习和记忆信息时，神经元会不断形成新的小突触，这些突触被称为树突，负责接收神经冲动。

很多科学论文已经证实了记忆与树突之间存在明确的相关性。例如，给切除了卵巢的大鼠服用雌激素，它们的记忆力会得到明显改善；人们在电子显微镜下观察发现，神经元树突密度明显增大。[27]

此外，人们还发现雌激素可以直接在大脑中产生，并即刻发挥作用。这开辟了一种认识雌激素的全新视角：除了作为性激素外，雌激素似乎还具有在大脑中调节神经元的作用，即在神经层面参与活动。[28]

还有动物实验表明，海马体（即大脑中负责记忆的部分）中的雌激素水平比血液中的高出 40 倍！这意味着雌激素在神经系统中发挥着特殊的作用，特别是在负责学习和记忆的领域。[29]

还有一些研究发现，大脑中的雌激素似乎可以减轻慢性压力，而缺乏雌激素会对记忆力造成损伤。[30]

另一项研究比较了人类两性的认知能力差异，结论是男性在涉及空间技能的任务中表现更好，女性在涉及语言、语法和写作的任务中表现更好。[31]

还有研究发现，因先天基因缺陷导致体内睾酮水平较高的女性在学习能力上更倾向于男性的特点，更加擅长空间记忆。男性停车能力强、交流能力差的说法可能也有一定的道理。

通过调查，科学家对两性大脑功能的差异有了更清晰的认知：女性更容易患阿尔茨海默病，而男性则更容易患帕金森综合征。[32] 然而，一个经常被忽略的事实是，大部分的研究结论没有区分男女，因此科学家仍在摸索之中。

关于激素对大脑的作用的研究存在另一个障碍，即在激素和记忆的关系上出现了互相矛盾的结果：一些研究人员认为，让缺乏激素的女性补充激素有益于改善记忆力，而另一些研究人员则声称激素是有害的。然而，如果深入思考，就会发现问题出在哪里：针对女性的研究虽然提到了"激素"或"雌激素"，但并没有如在动物实验中一样使用天然的 17β-雌二醇（这种雌激素真的对提高雌性大鼠的记忆力大有帮助）。相反，这些研究使用的虽然是"雌激素"，但这个词往往指的并不是 17β-雌二醇，而是其他物质，如结合型马雌激素（CEE）。这是一种人工合成的激素，原料是怀孕的母马的尿液。而显示雌激素对提高记忆力有效的案例只与 17β-雌二醇（天然雌二醇）相关。大型研究一直用 CEE 来代替天然雌二醇。在这些研究中，服用激素组的年长女性（非年轻女性）患脑部疾病的风险与未服用激素组比甚至更高。例如，2002 年进行的一项大型研究 WHI 就得出了上述结论，其受试者的平均年龄为 62 岁，她们服用的不是天然雌二醇，而是 CEE。

我会在下文中详细介绍这项非常特殊的研究，但是请记住这个事实：这项著名的研究没有使用天然雌二醇，而使用了一种对人体来说是外来物质的人工制剂。此外，这项实验中受试者的平均年龄高于接受激素替代疗法的患者的平均年龄，因此，与年龄相关的疾病对实验结果造成了干扰。

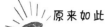

最新研究结果显示，在围绝经期就开始进行激素治疗的女性的语言能力和记忆能力更好。[33] 此外，还有很多不错的研究为早期使用雌激素可以预防阿尔茨海默病提供了具体的证据。[34] 如今，人们已经了解得更清楚：激素替代疗法存在黄金窗口期，如果从这个时期开始补充激素，总体效果是不错的；受试者精神状态更好，认知能力没有发生明显改变，患阿尔茨海默病和其他脑部退行性疾病的概率更小。

关于黄金窗口期，我想多说几句。我认为需要强调及时采取行动，也就是预防的重要性。下文我会讲到，从某个时刻起，激素缺乏带来的伤害便难以逆转了：出现动脉粥样硬化、患心肌梗死的风险升高、血压升高……不只如此，女性的认知能力也会下降。从医学角度看，一旦出现记忆力下降和信息处理速度变慢的情况，治疗的难度就会增大。上了年纪后人容易变得固执，让这些女性去看医生将变得难上加难。有些女性不用心理解我说的话，因此每年都因相同的问题来找我看病。我说的可不是 80 多岁的老奶奶，而是 65 岁左右的患者。

从某个时刻开始，进行激素替代疗法为时已晚。一方面，从出现明显症状开始，治疗效果就不那么理想了；另一方面，当女性患高血压和动脉粥样硬化时，形成血栓或脑卒中的风险就会升高，多年的激素缺乏已经导致问题积重难返。我会在后文中详述黄金窗口期的相关问题，以及如何一步步地做好自我健康管理。不过，我相信你已经意识到了：长期来看，激素缺乏会在不知不觉中造成很多损伤，我们不能简单地将其视为"老年病"，然后置之不理。

总而言之

科学证明，雌激素对保护大脑和记忆力有益。

及时开始激素替代治疗以减少损伤是很有意义的。

因为高血压会导致脑卒中风险升高，所以高血压患者不能使用激素替代疗法。

针对服用人工激素的绝经女性的调查发现，62 岁以上的女性比 62 岁以下的女性更容易患脑部退行性疾病。

困在赘肉中——腹部赘肉增加

从 40 多岁的某一时刻开始，你会发现自己虽然和以前吃得一样多，每周有规律地运动两次，但还是变胖了。而 45 岁以后，身材走样更加明显：牛仔裤穿不上了，好像有人在一夜之间把衬衫的胸围改小了。究竟发生了什么？

我们先要明确的是，我们没做错什么，只是随着时间的推移，激素的变化导致腰围变大，让我们只能选择更大尺码的衣服。激素不仅影响我们的食欲，也影响我们的新陈代谢。因此，我们有必要了解激素是如何影响体重的。

（1）孕激素水平下降

孕激素是"冷静激素"。我们已经知道，只有在高质量排卵后，黄体才能生成足量的孕激素。40岁之后正常排卵越来越少，这导致孕激素水平下降，带来的问题是我们的身体无法及时消除水肿，我们更容易感到腹胀，在夜间也无法好好睡觉。缺乏睡眠会导致肾上腺皮质激素水平上升，这反过来会导致胰岛素分泌增加，让我们更容易感到饥饿，于是更容易增重。此外，睡眠不足还会导致一种叫作"促生长激素释放素"的激素释放，这种激素会引发饥饿感，让人在无数个夜晚想打开冰箱，大快朵颐。

（2）雌激素水平下降

与很多女性想的不一样，雌激素不会让人变胖。相反，数项研究已证明，雌激素水平较高会使食欲保持在相对较低的水平。[35] 在无数的动物实验中，研究人员观察到，卵巢被切除后，雌性大鼠体重会增加；而当它们重新获得雌二醇后，体重又会回归正常。[36] 研究人员对此的解释是，身体注意到雌激素缺乏，因此产生了更多的脂肪细胞，因为脂肪在一定程度上也能产生雌酮（这是绝经后女性的主要雌激素）。同样，绝经后雌激素水平非常低的女性相对于其他女性食欲更好，吃得更多，赘肉也就更

困在赘肉中——腹部赘肉增加

多。雌激素水平波动或降低不仅会让我们女性皮肤变薄，也会让我们更容易感到有压力和潮热。潮热会影响睡眠，有时甚至让我们整夜睡不着，这反过来也会给身体带来压力。压力会导致肾上腺皮质激素水平升高，这也意味着我们肚子上的"游泳圈"变大。

（3）睾酮水平波动

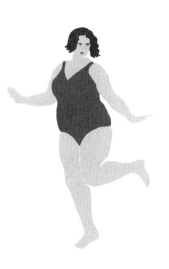

睾酮有利于维持肌肉量。随着时间流逝，我们体内的睾酮水平也有所下降，肌肉流失加速。如果很少运动，你会发现自己之前努力运动的成果很快就消失殆尽了。肌肉在消耗能量方面扮演着重要的角色：肌肉多的人，基础代谢水平较高，新陈代谢相较肌肉少的人更快。肌肉减少意味着消耗的能量变少，新陈代谢变慢，自然而然身体变胖的速度也会加快。

真相炸弹

天然的女性性激素不会让你变胖。恰恰相反，如果缺乏性激素，你的体重就会增长！

尽管如此，还是有很多人认为女性性激素会让人变胖。很多人至今还是会把天然激素与避孕药或早年的人工合成激素相提并论。我非常反对使用人工合成激素这种由外源性分子构成的物质，它与人体的激素受体并不完美匹配。身体对雌二醇的需求无法被完全满足，这也许是许多女性在接受老式激素疗法的时候体重增加的原因。但是，这根本不应该由天然激素来背黑锅！我一直推荐用天然的 17β–雌二醇（雌激素中最活跃的种类），它能够自然地融入人体。17β–雌二醇倾向于抑制食欲，并促进危险的腹部脂肪分解。它似乎还能抑制促生长激素释放素（引发饥饿感的小怪物）。让我们拥有饱腹感的瘦素在它的帮助下会变得更有效，因为大脑中的瘦素受体在雌激素的影响下会变得更敏感。[37]

女性绝经后，有多种原因可能引发增重：情绪低落的人不爱经常运动，更喜欢吃垃圾食品，如薯片、煎饼、冰激凌、比萨，到了晚上还可能再来点儿美酒。其实不爱运动的人更容易感到疲惫，而感到疲惫的人前往健身房的脚步格外沉重。就这样，她们陷入了恶性循环，懒散、沙发和比萨成了生活的基调。

增重造成的主要后果并不在于外貌的变化，而在于对身体健康的影响：绝经后，即使是梨形身材的女性也会发现腹部脂肪增多。很多女性看医生的原因是她们觉得自己在没有改变饮食习惯的情况下腹部变大了，怀疑自己的消化系统出现了问题。绝经后的脂肪与绝经前的并不相同：绝经前脂肪常常围积在臀部，而绝经后脂肪会紧紧包裹在脏器上，而不会只长成我们用两根手指就能夹住的小肉肉了。

内脏脂肪也被称为"危险的腹部脂肪"，也许你以前听说过这个说法。它是心脏病的危险因素之一。现在科学界认为，脂肪也是一个内分泌器官，能够分泌出作用于身体的激素。长期以来，人们大都认为腹部脂肪虽然讨厌，但是没有什么危害。其实，它隐秘地发挥着内分泌功能。脂肪会独立分泌激素，导致身体产生饥饿感，让我们吃得更多或在进食后不久再次感到饥饿。最糟糕的情况下，我们永远都感觉不到自己吃饱了。

原来如此

脂肪有个不为人知的身份——内分泌器官。脂肪能够产生激素，导致身体出现饥饿感！

"阴险"的脂肪还会产生所谓的"非细菌性炎症因子"。尽管有这样的名称，但它不能与身体中的其他炎症因子（比如引发扁桃体炎的炎症因子）相提并论。相反，它们是有组织的活性物质，在人体内充当战争贩子，推动糖尿病、动脉粥样硬化及肿瘤的发展进程。人们已经知道，脂肪组织不是静态的，能动态地干预其他代谢过程。肥胖如今被视为一种慢性全身性低度炎症。

女性身上过多的赘肉还隐藏着另一个危险。上文提到过，脂肪组织会 24 小时不受控制地分泌少量雌激素，这种分泌是独立于下丘脑－垂体控制系统之外的，不会经过孕激素的代偿，因而会肆无忌惮地刺激子宫内膜。这可能导致子宫内膜出现息肉或肿瘤，它们可都不是什么好东西。问题是，它们能避开常规检查的

"法眼"，只有到后期才会被注意到。在早期，它们只能通过超声检查被发现。所以，你在下次体检时请就这个问题有针对性地询问医生！

绝经后的肥胖也被视为可能导致乳腺癌的危险因素。人们已经知道，当体重指数（BMI）超过 35 时，女性患乳腺癌的风险相较 BMI 正常的女性高了近 60%。然而，即便是体重正常的女性增重 5%，患乳腺癌的风险相较之前也会增高 30%。[38]

因此，生活方式健康有很多好处，我们应该从饮食做起。我将在第三部分中详述如何合理安排健康的饮食。不要担心，我们不必守着胡萝卜和水，无聊地活到生命的尽头。生命中可以享受的美好不只在短暂的盛夏。

总而言之

孕激素水平下降让我们对压力更敏感：这会导致肾上腺皮质激素水平上升，从而导致脂肪堆积。

雌激素能够调节体重：雌二醇分泌不足会增加脂肪堆积。

睾酮水平下降会导致肌肉流失，新陈代谢变慢。

脂肪十分狡猾，是隐秘的"致病"器官。

我心沉重——心脑血管疾病

更年期还有一个不为人知的秘密：从绝经开始，女性罹患心脑血管疾病的风险升高了。此方面的研究多如牛毛，而且结论明确：女性在绝经前，患心肌梗死或高血压的概率小于同龄男性；而在绝经后，患病风险与同龄男性一致。随着性激素的减少，女性罹患心脑血管疾病的风险升高了。为什么会这样呢？

血管对人的生存至关重要。它们为每个细胞（即使是离心脏最远的细胞）提供氧气和养料。身体健康的话，它会不断地努力制造新的小血管。因为身体明白，对我们人类而言血液就是生命。血管不仅包括我们熟知的动脉、静脉，还包括遍布全身的毛细血管，它们相互连接成网状。血管在微观层面扮演着非常重要的角色，由毛细血管组成的网络为所有重要器官提供它们所需要的一切。哪怕是对那些远离心脏的器官，毛细血管也一视同仁。事实上，即使是非常重要的器官——大脑、心脏、眼睛、肾脏——也依赖毛细血管的血液供应。这些器官的许多病变归根到底都是由局部的血管问题造成的。

血管问题是许多疾病的主要致病因素之一，动脉粥样硬化（即血管硬化）是血管问题中的"邪恶战士"。当血管中的沉积物（即斑块）黏附在动脉内壁上时，就会发生动脉粥样硬化。这些斑块是由坏胆固醇形成的，会导致一系列严重问题。比如较小的毛细血管变硬、钙化，导致离心脏较远的器官供血不足。此外，这些斑块还会引起局部炎性反应，造成血栓和血管阻塞。"重灾区"不同，剧情的展开也不同：如果心脏是"重灾区"，主要动脉的阻塞会导致急性心肌梗死；如果大脑是"重灾区"，供血不足则会引发脑卒中。斑块既能影响大血管，也能影响小血管。如果腿部的大血管被阻塞，就会导致足部缺氧，最严重的情况可能是导致截肢。这些斑块真的令人毛骨悚然。我还记得上大学第一次参与搭桥手术时，曾经拿到过一个斑块。它就像血管中的水垢，如水晶般坚硬，无比锋利。这也是为什么我认为"钙化"这个词不够准确。水垢只会让人讨厌，而这些东西可是能害死人的。

原来如此

我们女性在缺乏激素前，罹患心肌梗死的概率比同龄男性小。而在缺乏激素后，男女一样危险！

血管中的斑块带来的另一个问题是小血管失去了放松和舒张的能力。通俗地说，这意味着血管调节血压的能力（血管可以通过收缩使血压升高，也可以通过舒张使血压下降）不再可控，这会导致高血压。而这通常也意味着心脏要拿一手"烂牌"了——自身供血不足，还要在外周阻力增大的情况下昼夜不停地泵出血液，这会不可避免地导致心力衰竭。

因此，从常理上讲，我们必须采取一切措施，防止此类斑块的形成，进而防止慢性、无法治愈且在大多数情况下致命的疾病。导致斑块聚集的原因是血液中的坏胆固醇过多，这一方面是由饮食引起的，另一方面是由遗传和代谢疾病导致的。导致斑块聚集的代谢疾病中最常见的是糖尿病。吸烟会导致血管进一步受损，加速血管中的局部炎性反应。血管问题发生的同时也一定有器官出现问题，这就是为什么患有糖尿病和动脉粥样硬化的人总有其他的问题：轻微的脑梗死会慢慢导致阿尔茨海默病、失明、心律失常等；供血不足导致的心力衰竭引起胸腔积液……这份清单还可以继续往下写。

我的父亲就是因为糖尿病控制不佳以及随之而来的一系列并发症去世的。他也是一名医生。正所谓"医者难自医"，他是一名才华横溢的医生，却也是一名悲惨的患者。多年来，他的病情一直控制不佳，他几乎得了所有的并发症，这让他过早地离开了人世。

我的父亲当然逃脱不了时代的局限性。而如今，人们已经在生活方式上做出了改变。男性患心血管疾病的风险比女性更高，这不是因为心血管疾病是所谓的"经理病"（即男性受到的压力比女性大），而是由于男性缺乏雌激素。我们女性的雌激素有抗动脉粥样硬化的作用[39]，能够防止危险斑块的形成。

学霸专属

特效药——一氧化氮

雌激素通过多种机制保持血管内部的健康运作，包括促使一氧化氮——一种能高效扩张血管的气体形成。人们发现一氧化氮的这种功能后，将它应用于需要快速改善血液循环的患者，比如开胸手术中的患者或因呼吸衰竭而处于重症监护下的新生儿。

一氧化氮能够迅速在血管中产生，并迅速消失，起到松弛血管的作用。但并非总是如此，这也是关键所在：在我们放松时，血管中产生的一氧化氮比我们承受压力时产生的一氧化氮更多。我们开心时，血管中的一氧化氮多，我们哭泣时，一氧化氮少；我们泡温泉时，一氧化氮多，遭遇交通堵塞时，一氧化氮少；我们性生活顺利时，一氧化氮多，我们的生活充满争吵时，一氧化氮少……以此类推。

雌激素促进血管中一氧化氮的产生，使血管壁保持放松，这反过来有利于血液循环和维持血管的张力。

科学证明，雌激素会通过多种机制保护心脏，使其免受损害。雌激素能促进心脏中的血液流动，使血管扩张，从而促进新的较小血管的形成（还记得吗，血液就是生命）。当细胞因缺氧乃至急性心肌梗死而坏死时，雌激素能够促进心脏的修复，防止心脏中的重要肌肉转变为无用的瘢痕组织。

真相炸弹

虽然我们都想健康长寿、保持性感，但我也要科普一些有关心脏病的重要知识。长期以来，媒体和医学顾问介绍的"经典"心肌梗死症状都是男性的症状：剧烈的心脏疼痛向左臂和下颌发散、感觉异常等。而女性心肌梗死的症状可能有所不同，这导致很多情况下女性在心脏病发作时不能及时辨别。造成这种现象的原因是大部分研究中的受试者只有男性，所以心脏病指南中的症状都是男性患者发病时的典型症状。很多人没想到症状也可能男女有别。（为什么会这样？世界人

105

我心沉重——心脑血管疾病

口可有一半是女性！唉……）

患有心脏病的女性在发病前可能会有一些人们通常以为的心脏病典型征兆，如胸痛发散到手臂、背部或下颌，但这不是一定的。对女性来说，比较典型的心脏病征兆是轻微胸痛（我们女性的疼痛耐受度很高，因此对于这个程度的疼痛，我们可能是可以忍受的）。在心脏病发病前，女性患者可能还会感觉极度疲惫，觉得自己病了，呼吸短促，背部有轻微疼痛感，出现睡眠障碍或下颌、颈部疼痛。[40] 此外，女性在发生急性心肌梗死时的心电图变化十分细微，从心电图上很难看出是否发病，因此相较男性患者，女性患者通过进一步检查以确诊急性心肌梗死的概率也更小。此外，女性比男性更容易患冠心病。这不仅因为女性确诊较慢，也因为女性的血管更小、更细。如果发生血管阻塞，冠心病对女性比对男性更为致命——女性冠心病患者的死亡率为 50%。[41] 死于急性心肌梗死的女性人数是男性人数的 2 倍。[42]

发达国家女性的"头号杀手"是心血管疾病，仅次于它的是神经退行性疾病（如脑卒中或阿尔茨海默病），女性死于心血管疾病的风险至少是死于乳腺癌的 3 倍。美国的一项研究甚至表明，美国一年内有近 4 万名女性死于乳腺癌，而死于心肌梗死的女性有 40 万名。[43] 但是，每当我询问我的患者，她们认为什么疾病是女性的"头号杀手"时，她们都觉得是乳腺癌。在第三部分中，我会阐释为什么这样的想法是致命的，这样的想法导致全世界数

106

百万女性走上了错误的道路。你是聪明人，你可以做些什么呢？

总而言之

雌激素对心脏具有保护作用，因此绝经前的女性相比同龄男性来说很少患心肌梗死。

只要女性绝经后防止动脉粥样硬化的雌二醇减少，女性患心脏病或血管疾病的风险就会升高。

动脉粥样硬化是血管疾病中的"邪恶战士"，它几乎会导致所有器官中出现能阻塞血管的斑块。

女性急性心肌梗死发作时的症状不一定与男性的相同，因此女性患这种疾病后往往没有及时确诊，也没有被认真对待。

女性死于急性心肌梗死的风险是男性的 2 倍，它是西方国家女性的第一大死因。

不要就这样离开我——50 岁之后的皮肤和头发

人体缺乏激素的话，皮肤和头发会出现变化。在雌激素的影响下，我们的皮肤一次又一次地自我修复。胶原蛋白是组成我们皮肤的重要物质，它的不断再生使皮肤保持紧致。随着雌激素水平的不断下降，我们的皮肤变得松弛，眼周出现细纹。吸烟是胶原蛋白的"头号杀手"，再加上雌激素缺乏，口周会形成小的垂直状皱纹。此外，唇部的脂肪开始流失，唇部变得越来越薄，这会进一步导致口周皱纹加深。顺便说一句，较为丰满的女性的皮肤老化进程相对缓慢：一方面，她们的脸更加饱满；另一方面，脂肪本身就能产生大量雌激素。因此，比较瘦的女性可能更加容易显老。

碧姬·芭铎（Brigitte Bardot，法国女演员）曾经说过："脸还是屁股，你需要选一样。"至少从某个年龄开始，确实是这样的。如果失去脂肪，面部皮肤就开始下垂，下垂的皮肤会导致下颌线不清晰。由于缺乏雌激素，许多女性的眼皮也会下垂，眼周会出现笑纹——在我看来，这样其实是非常美丽的。

顺便说一句，我只是列出了一些关于我们皮肤如何老化的事实，至于是否想做一些事情来抵御衰老，是个人的选择，方案因人而异。有的人可能很喜欢自己的皱纹，有的人则希望皱纹立刻消失。这都没什么问题。我认为，大众必须停止对打肉毒毒素除皱或用玻尿酸丰唇的女性指手画脚。每个人都可以做自己想做的事情，在镜子中看到想看到的自己。美丽有很多面——可以是皮肤光滑，也可以是有褶皱。

对待头发的态度则不一样。在"大量掉头发会给女性造成很大心理压力"这一点上，我认为是可以达成共识的。女性脱发的典型情况是头顶周围的头发变薄，只有少数女性会出现男性那种发际线后移的情况。

雌二醇作用于毛发，并通过多种机制激活毛发的生长因子。绝经前期和绝经期出现的脱发是缺乏雌二醇导致的。此外，在缺乏雌二醇的情况下，头发毛干中的雄性激素过高，这也会导致脱发。

你如果出现了脱发问题，应该去皮肤科，而非妇科。如果觉得脱发已经成了大问题，那你应该早点儿去皮肤科看医生！脱发时间越长，治疗就越困难，因为越来越多的毛囊永远消失了，难以挽回。

一种治疗脱发的方法是每天在头皮上涂抹某些酊剂，不过这些酊剂只有持续使用才有效果。此外，还可以使用高浓度血小板血浆（PRP）来治疗脱发。使用这种疗法时，所用血液是从患者自身抽取的：血液在离心机中快速旋转，就像衣服在洗衣机中一样；这样可以分离出含有大量生长因子的PRP，医生会将其少量注射入脱发患者头皮。除了治疗过程有些痛苦外，这种疗法的费用也很高昂。在德国，一个疗程至少要花费600欧元（约4400元人民币）。而且，至少要3个疗程才能获得较好的效果，而这需要花3~6个月的时间。但我已经见过成功的案例了。越早开始治疗，效果就越好。

此外，皮肤科医生还会通过血液检测查看患者的铁水平和甲状腺功能是否正常，因为这两个方面的问题也可能导致脱发。

总而言之

雌激素缺乏会导致胶原蛋白流失，从而导致皱纹出现。

雌激素缺乏会导致脱发。

如果脱发，请尽早去皮肤科！

你忽冷忽热——当甲状腺"疯掉"

甲状腺是能影响我们整个身体的独特器官。甲状腺呈蝴蝶状，位于颈部的前部。甲状腺激素能够帮助人体维持许多方面的平衡，比如能量、消化、心理和体温的平衡。它控制着人体的能量水平和新陈代谢。因此，甲状腺激素处于平衡状态是非常重要的：太多了，新陈代谢就像多动的松鼠一样快；太少了，新陈代谢就会像树懒一样慢。

甲状腺和卵巢有一些共同点，它们以相似的方式与其他"部门"进行交流。下丘脑和垂体各自有一个"部门"专门负责与甲状腺对接。与卵巢一样，甲状腺也不断收到激素水平是否良好、是否需要微调的问询。

随着年龄的增长，甲状腺变得越来越平。没有人知道为什么会这样——这是纯粹的衰老迹象，还是激素分泌减少导致的变化？不过，可以肯定的是，与男性相比，女性更容易在中年出现甲状腺问题——中年女性出现甲状腺问题的概率是中年男性的8~10倍！甲状腺功能亢进或减退也可能导致患者出现类似于更年期症状的症状：潮热、畏寒、增重、脱发或睡眠困难。桥本甲状腺炎等自身免疫性疾病也通常在40岁左右出现，这通常正是激素出现紊乱的时候。为什么会这样？越来越多的证据表明，甲状腺上的雌二醇受体能够刺激细胞生长。如果雌二醇受体的这种积极影响消失，甲状腺就可能会出现功能不足的情况。

因此，你如果出现了睡眠障碍、内心烦躁、脱发等多重问题，那么一定要测一下甲状腺激素水平。你如果怀疑自己的甲状腺出了问题，务必去内分泌科向医生咨询！

总而言之

绝经后，甲状腺功能可能出现亢进或减退的情况，这会导致身体出现与更年期症状相似的症状！

一种名为桥本甲状腺炎的自身免疫性疾病可能会在更年期出现！

坏到骨子里——激素缺乏对骨骼如何造成持续性伤害

另一种常见于绝经期初期的疾病是骨质疏松症。骨质疏松会导致骨质减少，这让我们更容易骨折，或者出现椎体塌陷并导致背痛。

我曾以为真正的骨质疏松症是罕见病，因为骨质疏松症通常伴随着全身萎缩和驼背。如今，我明白了，骨质溶解在雌激素刚刚缺乏时就已经开始了，而患者只有在病情发展到一定程度时才会有感觉。骨质溶解是静悄悄发生的——感到疼痛时，患者已经有较高的骨折风险了。无数女性在长期缺乏雌激素后会出现骨质疏松症，即使其中的许多人并没有驼背。大多数情况下，虽然她们的骨质已经减少了，但并没有达到放射科医生通过骨密度测试诊断骨质疏松症的标准。

据估计，60 岁以上的女性中，有 30% 患骨质疏松症，多达 54% 的绝经女性有此倾向。我看到这个数据后吃惊不已。为什么至今没有全面的骨密度筛查呢？毕竟，骨折可是年长人群失能的最常见原因之一。我不明白。我只知道，你应该注意这个问题，并且定期去医院检查自己的骨密度。

这种疾病最初是如何发生的呢？你要知道，骨骼不仅仅是一种坚硬的物质，骨骼中会发生很多事情：成骨细胞不断地制造新的骨结构。为了平衡这一进程，骨骼中还存在破骨细胞。它们就像游戏中的吃豆人一样，溶解骨质，吞噬骨骼。

原来如此

骨骼是活的！骨质不断被成骨细胞产生，并被像吃豆人一样的破骨细胞溶解、吸收。雌激素能促进成骨细胞的积聚并减慢破骨细胞的骨吸收速度。这就是雌激素保护我们的骨骼的机制！

雌激素促进成骨细胞制造新的骨结构，并减慢破骨细胞的工作速度。女性绝经后，雌激素减少，当雌激素水平从 100 pg/ml（366 pmol/L）降到 5 pg/ml（18 pmol/L）以下时，成骨细胞变得行动迟缓，破骨细胞却像加了油一般。这样的不平衡导致的后果就是我们的骨质减少。还有其他很多物质对骨骼健康至关重要，比如钙和维生素 D。因此，女性在绝经后有必要服用营养补剂。但是，它们没有雌激素的效力。相较女性而言，男性患骨质疏松症的可能性小得多，因为睾酮也可以保护骨骼。

 原来如此

> 据估计，一位女性在一生中发生一次股骨颈骨折的风险高达 23%！

女性往往意识不到自己骨质减少和患有骨质疏松症。这些病症的"种子"是在绝经后播下的，我们中的大部分人都或多或少地有这些病症，但没有予以重视。很少有人清楚地知道骨质减少和骨质疏松症意味着什么。然而，到了某个时刻，这些病症会严重影响我们的健康和生活，妨碍我们的出游计划。我们没有健康的身体去旅行或运动，也没有时间与朋友和家人相处，只能把时间花在看医生上。只是在湿滑的地面上摔了一跤，我们就需要进医院。而在晚上跌倒（可能是因为膀胱炎和漏尿，那天晚上第 3 次去了厕所）可能导致我们股骨颈骨折或前臂骨折。

对于骨骼可能出现的问题，我们需要一个完善的预防计划，就像预防牙齿、阴道和尿道的问题一样。我们首先要避免一切可能损伤骨骼或导致骨质流失的事物。

酒精和尼古丁：在周末小酌一杯红酒或气泡酒没有什么问

题，但是如果每天都喝酒，就会损伤骨骼。吸烟也一样。

不运动或运动不当：抗阻力主动运动是非常重要的。请不要只跑步或游泳！使用哑铃或利用自身重力进行抗阻力主动运动对于维护骨骼健康非常有益。

体重过低：体重过低的人很容易出现骨质减少和骨质疏松症。如果无法增加体重，那也不必强求，但是至少要避免其他的风险因素。

暴饮暴食或长期禁食：请每天摄入足够的钙，最好搭配维生素 D！关于维生素 D 的研究表明，我们现在对维生素 D 的摄入量远远不够。在后面的章节中，我会详细介绍维生素和其他营养补剂的问题。

激素缺乏：未补充激素的人，必须尽可能地避免其他的风险因素。重要的是，任何不使用激素来对抗潮热的方法涉及的东西（如顺势疗法药物、草药、野山药胶囊、月见草油、大豆等）对于防止骨质减少毫无意义，也不能预防骨质疏松症。即使你已经不再有潮热的症状，在其他方面感觉良好，而且习惯了睡眠不足、不做爱、只用保湿霜来缓解阴道不适，即使你觉得尿失禁也没什么大问题，从长远看不补充激素还是会危及你的骨骼，将你置于虚弱和疼痛的风险之中。

总而言之

50%~80% 的 60 岁以上女性会受到骨质减少和它邪恶的姐姐骨质疏松症的侵扰。

在很长一段时间里，骨质减少都不会造成疼痛，因此经常被医生忽视。

雌激素能够促进骨质生成，减缓骨质溶解。因此，缺乏雌激素会导致骨质减少，长此以往骨质减少就会发展成骨质疏松症。

在某个时段老年人因骨质疏松症骨折的风险高达23%，这是导致老年人虚弱的主要原因。

健康的生活习惯和正确的运动方式对于预防骨质疏松症至关重要！

缺乏激素的七大后果（可能此前没人警告过你）

1. 动脉粥样硬化，导致患心脏病和脑卒中的风险升高。

2. 痴呆，如阿尔茨海默病。

3. 造成永久性损伤的骨折。

4. 萎缩性阴道炎，伴随着永久性的疼痛、烧灼感和瘙痒。

5. 尿失禁，导致护垫永不离身。

6. 抑郁。

7. 缺乏性欲。

坏到骨子里——激素缺乏对骨骼如何造成持续性伤害

拯救性感的你——
浴火重生

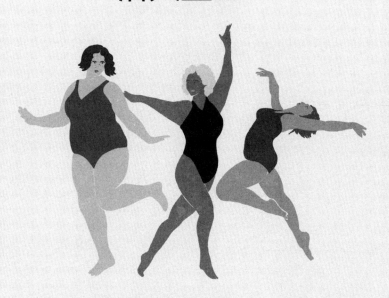

第五章
生物同质性激素——
让我感觉我是个女人

在前几章中，我描述了在绝经前期和绝经期可能发生在你身上的各种症状和可怕的情景。接下来，我要说一些好消息和问题的解决方案：为了保持健康你能做什么，如何过好自己的人生后半程，并且尽情享受超酷的人生。我会告诉你应该如何做。希望在我的帮助下，你能够用充足的知识为你的健康和生活做出正确的决定，并且不再被恐惧包围。

正如我们在前文中一次又一次说到的，激素水平的急剧下降给身体带来了巨大的压力，这种压力会导致多种慢性健康问题。身体缺乏的是激素——不是西药，不是草药，也不是顺势疗法，而是激素。

以前，女性使用的是人工合成激素，这类制剂被称为"激素"是大错特错的！

如果产品包装上写的是"17β-雌二醇"，那么这款产品的确是雌激素；如果产品包装上写的是"孕激素"，那么这款产品有可能是微粉化的孕激素胶囊，它更容易被人体吸收。

此外，包装上有"激素疗法"等字样的产品都不是激素，我必须再次强调，它们都是作用类似于激素的人工产品。

原来如此

人们常提到的所谓"激素药片"事实上不是激素，而是作用类似于激素的人工产品。

美国最常见的激素制剂曾接受过著名的妇女健康倡议研究的检验，这项研究最初是为了检验激素替代疗法对老年女性的益处而进行的。由于一些意想不到的负面结果，该研究项目提前终止了部分研究。

我将在下文中详细介绍这项研究。而现在，我最想要告诉你的是，很多人被惊悚的新闻头条吓了一跳，以至于许多医生要么完全不敢再让患者使用所有的女性性激素制剂，要么尝试让他们的患者"戒断"激素。各行各业的患者——聪明、有趣、坚强的女性——被送进了"激素戒断地狱"。而今天新一代的女性仍然惴惴不安，试图在自然疗法中寻找解决方案，而这些疗法通常费用不菲，但很少有效。

就我个人而言，我完全赞同使用天然的方式，并且对此毫不妥协。这也是为什么我的解决方案是使用基于植物的生物同质性激素。

生物同质性激素是在实验室中用薯蓣皂苷元合成的，而薯蓣皂苷元是从薯蓣属植物（比如山药）中提取的。是的，这些激素的来源是植物！它们的化学结构和卵巢分泌的激素完全对应，我们的身体无法分辨这些激素是来自药物，还是来自卵巢。因此，它们几乎没有副作用（我甚至想说完全没有副作用），因为它们在人体内所起的作用是完全自然的，它们与激素受体完全适配，而人工合成制剂永远也不可能有这样完美的效果！没有什么比生物同质性激素更适合激素替代治疗了。

激素替代治疗的目的是让体内的激素处在正常偏低的水平，即与生理周期开始（也就是周期前三分之一段）时的水平接近。还记得吗？很多患有经前期综合征的女性说自己唯一感觉良好的时候就是月经结束的时候。这种状态就是我们所追求的。

有时候，有人会问我有关长期研究的问题。对此我只能说：人类研究时间最长的是天然激素，因为千百年来进化已经为我们女性准备了完美的三大激素。当然，现代科学领域也有此类研究，我稍后会讲到。

就分子结构而言，生物同质性激素与人体所缺乏的激素一样。让我们来依次看看三大类生物同质性激素。

17β－雌二醇

当雌激素水平较低时，我们应该补充 17β－雌二醇。正如我们知道的，雌二醇是最活跃的雌激素，还有一种较温和的雌激素叫作雌三醇，我们可以将它理解为雌二醇的妹妹。雌三醇在阴道护理上发挥的效果最好，它可以以凝胶或乳膏的形式施展魔法，对抗萎缩性阴道炎。

典型的避孕药中没有 17β - 雌二醇，有的是雌二醇的突变体——炔雌醇（又称乙炔雌二醇）。之所以使用这种激素，是因为它可以有效防止服药期间的间歇性出血。以前激素替代疗法使用的联合制剂含有从马尿中提取的雌激素，这种雌激素和炔雌醇有着不同的分子结构。以前的制药者是如何想到让人使用马的雌激素，如今已难以考证。毕竟人们在输血时，不会考虑输入马的血液，也不会给婴儿直接喂马奶或牛奶。我很确定，如今大部分女性也不会接受这种激素。

现在，市面上的生物同质性 17β - 雌二醇有凝胶、喷雾剂等形式的产品，雌三醇主要有凝胶和乳膏等形式的产品。不过，这样的产品总体上种类比较少。生产睫毛膏的厂家比生产生物同质性激素的多得多！为什么会这样？我们稍后再了解。

在正常的生理周期内，女性体内的 17β - 雌二醇水平在

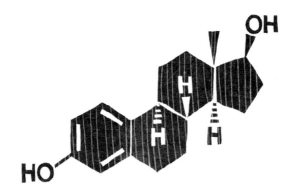

30 pg/ml（110 pmol/L）~530 pg/ml（1940 pmol/L）之间波动。许多绝经后的女性在感觉不好的时候来我的诊所看病。在检测她们的激素水平后我发现，她们体内的 17β-雌二醇水平低于 5 pg/ml（18 pmol/L），因此几乎无法检测到。女性补充雌激素的目的是使 17β-雌二醇的水平维持在 35 pg/ml（128 pmol/L）~70 pg/ml（256 pmol/L）之间，这个水平和生理周期早期的水平接近。大多数女性在 17β-雌二醇水平达到这个低水平正常值时感觉很舒适。

在实际的诊疗中，我通常建议患者每天早上在前臂涂抹 1~2 粒黄豆大小的雌二醇凝胶，6~8 周后再复诊，以便调整剂量。我将在后面的章节中详述确切的给药时间，并解答常见的问题。

孕酮

孕酮，也称黄体酮、黄体激素，属于孕激素类，这个激素家族的其他激素也有与黄体酮类似的作用。黄体酮是其中的典型代表，其他的合成孕激素均由它衍生而来。不过，这个激素家族中只有黄体酮是天然激素，其他孕激素都是合成的，它们分别执行不同的任务。有些孕激素加强了某些特质，比如具有帮助身体排水或防止痤疮的作用。有些孕激素则有使子宫内膜剥脱出血的超能力——可以说，它们是孕激素中的"绿巨人"。

许多可以网购到的孕激素制剂即使仅仅含有山药或甾体激素原料——薯蓣皂苷元，也声称是"天然黄体酮"。不要购买这种东西，它们没有广告所宣传的效果。我们的身体是不能利用山药或薯蓣皂苷元产生黄体酮的。此外，这些制剂不像药店售卖的黄体酮那样经受过严格的检验和质量控制，因此缺乏质量保障。在制药行业中，黄体酮是从薯蓣皂苷元中提取和合成的，这只能在实验室中完成。我必须强调，人体是无法完成这个转化过程的！能进入我们身体的某个地方并发挥作用的必须是黄体酮。不是山药，不是薯蓣皂苷元，也不是避孕药或激素替代疗法所用的联合制剂，只能是黄体酮，并且最好是微粉化黄体酮：黄体酮像快递包裹中的货物一样很好地被包在胶囊中，因而能够在消化系统中完好无损地保存下来，发挥作用。

在德国，购买微粉化黄体酮的费用可以由保险公司支付。我建议在睡前服用一粒黄体酮胶囊（100 毫克）以缓解孕激素缺乏引起的症状，例如经前期综合征、睡眠困难、生理周期后半段四肢肿胀或易怒等。

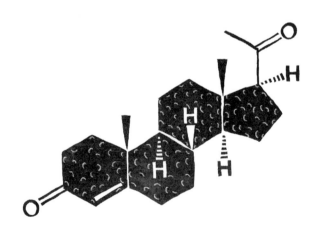

我给患者开雌二醇时，也会开孕激素，这就避免了子宫内膜在没有孕激素对抗雌激素的情况下受到刺激。如果患者只是潮热，但情绪不受干扰，我也会这样开处方——孕激素和雌二醇不分家！6~8周后我会进行复诊。我将在后面的章节中详细讨论这一点。

 真相炸弹

"独树一帜"的孕激素"传教士"

替代医学界对激素替代疗法存在意见分歧，有些人认为只有孕激素有助于缓解更年期的症状，而且孕激素在防治骨质疏松症方面比雌激素效果好。这些人怀着一种宗教信仰般的热情，将几乎所有疾病的发生都归咎于孕激素的缺乏。这种观点与当前科学研究的结果不符，在医学上也让人无法理解。同样让人无法理解的还有对于网购孕激素润肤霜的建议，因为孕激素是无法被皮肤充分吸收的。请你不要因为孕激素"传教士"的这些言论而感到迷惑——只有联合使用雌激素和孕激素才是有效的！

睾酮

我们已经知道，睾酮对女性来说也很重要。如果人体缺乏睾酮，遭殃的可不只是性欲。睾酮缺乏还会造成关节疼痛、肌肉疼痛、精神萎靡、抑郁和不愿社交等问题。

　　睾酮是女性三大激素中研究难度最大的。为什么会这样呢？与雌激素和孕激素的研究相比，有关女性睾酮的科学研究少得可怜。我在所有的主流学术网站上搜了个遍，并且多次在浏览器上搜索，但始终搞不明白，为什么有两种不同的女性睾酮"标准值"：为什么女性在 20 多岁的时候保持高水平的睾酮是没问题的，而到了绝经后，相较年轻时低得多的睾酮水平也是正常的？实验室检测报告通常把睾酮的低水平称为"该年龄典型水平"。但是，这并不意味着我们要长期忍受睾酮水平低带来的不适。这与高血压是一样的道理：血压也有正常值，但是医生不会因为高血压是"典型的老年病"，就不管不顾，直接让老年高血压患者回家。

　　在调查的过程中，我终于找到了美国内分泌学会的建议：不要对健康女性做出睾酮缺乏综合征的诊断，因为睾酮缺乏综合征的定义并不全面，并且无法证实睾酮水平与特定体征或症状相关联。翻译成我们能看懂的话就是：备受推崇的美国内分泌学会建议不要将"睾酮缺乏"作为诊断依据，因为其定义不全面，也没有判定标准。因为缺乏相关研究和可靠数据，我们无法得知准确的睾酮正常值范围。在可预见的未来，我们也无法获取这方面的信息，因为没有人愿意为这样的研究付费。因此，睾酮替代治疗的话语权掌握在临床医生的手中，因为他们要直面绝望地坐在他们面前的患者。不过，美国内分泌学会也为针对性欲低下女性给予睾酮补充的治疗方案进行了背书——不是为了女性自己感觉舒适，而是为了让女性恢复健康的性生活。但是，该学会建议，如果疗效良好，治疗时间不要超过 6 个月，并建议每 6 个月为患者检测一次，看看是否出现副作用，比如长胡子。[44]

说到胡子，我必须澄清一个长期以来广泛流传的谣言——女性长期使用睾酮补充剂会出现"男性化症状"。事实是，虽然每种睾酮补充剂的包装上都会写明注意事项，让长期使用它的女性注意是否有"男性化症状"（比如声音低沉或长出胸毛）出现，但是只要女性不是按照说明书上的男性用量来使用的，并且自身的雌激素水平正常，就几乎不可能出现男性性征。所有的跨性别者（通过服用激素进行性别重置，且生物学属性是女性的人）都清楚，要想获得渴望已久的胸毛，仅仅在皮肤上涂抹一点儿睾酮凝胶是不够的；必须完全切断雌激素的分泌，并且持续注射几个月的高剂量睾酮。

 真相炸弹
女性按照规定剂量补充睾酮，是不会长胡子的！

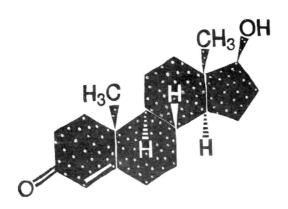

睾酮

如果女性患者出现睾酮缺乏的迹象，即使检测数值是"正常的"，我也会给患者开睾酮。但是，现在只有为男性研制的睾酮制剂。制药厂对是否生产没有具体适应证的女性用睾酮制剂犹豫不决。所以很遗憾，我只能为女性患者开给男性患者用的睾酮制剂——最常见的是睾酮凝胶。

睾酮凝胶

从目前德国的医疗市场来看，只有这种睾酮制剂适用。这种凝胶不在医保报销范围内，而且使用它也属于超适应证应用。超适应证应用的意思是医生可以在他认为合适的时候开一种为了其他目的而研发的药物，但只能使用私人处方，并需要向患者做出解释后才可以开处方。这种情况下开出的药物不一定能通过商业保险报销。

德国有些专门的药房，它们可以依据个人需求制作激素类凝胶和乳霜。但是，确定合适的剂量是件棘手的事情。因此，患者通常需要等待一段时间才能拿到私人定制的制剂。一般情况下，女性患者也能够适应为男性研制的睾酮凝胶，只不过使用时需要更加谨慎。我建议先从推荐剂量的 1/5 开始使用，6~8 周后进行血液检测。当患者的睾酮水平达到正常高值时，患者大多会露出满意的笑容。

 原来如此

总有人问我："脱氢表雄酮怎么样？"作为一种激素补充

剂，脱氢表雄酮（DHEA）在过去 10 年间在德国流行起来，被视为围绝经期可服用的激素补充剂。许多女性在网上购买这种制剂，现在我们在德国一些特殊的药店中也可以买到它。在我们体内，DHEA 是雌激素和睾酮的前体——这有点儿像大众汽车的原型车，它可以被改造成大众高尔夫或大众 Polo 轿车。DHEA 在"代谢流水线"上会根据不同的合成路径转化成雌激素或睾酮。但是，人体是无法对口服 DHEA 后转化成哪种激素做出干预的。很多女性称在服用 DHEA 后更年期症状有所缓解，但并非所有女性的症状都有所缓解。

年轻时，人体会分泌很多 DHEA，随着时间推移，DHEA 分泌量会减小。因此，人们将 DHEA 和年轻、有活力联系在一起。有研究已经证实了 DHEA 在分子水平上对免疫系统有积极影响，但是现在还缺乏更大规模的数据来明确 DHEA 的具体作用。我会推荐 DHEA 吗？很难说，因为现有的证据不足以说服我。

我的结论是：推迟服用 DHEA 吧，有针对性地去服用能让你感觉良好、保持健康的激素。让我来打个比方：你如果想买大众高尔夫轿车，那就应该直接去买大众高尔夫轿车，而非去买大众汽车的原型车。

现在，我们已经知道了有关生物同质性激素的大部分内容，不过还有些规则需要牢记。

1. 如前文所述，雌激素和睾酮都是通过涂抹在皮肤上的方式

睾酮

给药的。只有黄体酮例外，它最好口服，因为它无法渗透皮肤被人体吸收！因此，请不要购买孕激素润肤霜。

2. 处于更年期的女性有必要定期去妇科做血液检测以监测激素水平，还需要积极预防、定期随诊！一开始应每季度做一次血液检测，后期可以改为半年做一次。

3. 医生不能给那些患有激素依赖性乳腺癌的患者开雌激素和孕激素，因为这会促进已经存在的肿瘤细胞生长。

4. 如果激素缺乏患者还患有心脏病、血管疾病或出现相关症状，例如脑卒中或血压控制不佳，则不能使用激素。

5. 不要太晚开始进行激素替代治疗：黄金窗口期从绝经前期开始，持续到最后一次月经后的 6~10 年。如果已经患糖尿病或高血压等疾病，则不适合使用生物同质性激素。

现在，让我们来了解人生后半程中最重要的窗口期！

黄金窗口期

还有一条最重要的，但人们却经常秘而不宣的规则：女性并非任何时候都适合开始激素替代治疗。有大量的研究（数量太多，就不一一列举了）证明，激素替代治疗的开始时间有一个黄金窗口期。在这个时间段开始使用生物同质性激素进行治疗，能够有效预防阴道不适、尿失禁、心脑血管疾病、骨质疏松症和痴呆。使用激素替代疗法可能还可以预防更多的疾病（因为缺乏激素会给这些疾病提供肥沃土壤，使它们生根发芽），比如 2 型糖尿病、外阴硬化性苔藓、抑郁症、骨关节炎或风湿性关节炎。

如果把女性生命后半程看作一部戏，那么这部戏可以分为四幕。

第一幕发生在前围绝经期。35岁左右，器官损伤可能已经开始出现，比如药物或疾病可能会引起轻微肝损伤（不用担心，并非每个人都如此，就算肝损伤真的发生了，通常也很轻微，不会造成不适感），但身体通常可以自我修复，因此在这个阶段发生的一般是亚临床疾病。

到绝经前期，激素水平开始出现波动，第二幕由此开启。正如我们所知，随着激素持续缺乏，许多疾病都可能出现，很多女性开始出现轻微的高血压。到了这时候，接受激素替代疗法的人和不接受的人开始分道扬镳。

对后者来说，第三幕戏是这样的：绝经后，随着激素的进一步缺乏，动脉粥样硬化斑块增加，血管变得僵硬，关节同样受到波及，尿失禁等现象也开始出现。这些你在前面的章节中已经有所了解了。从绝经开始，这些疾病不再是"亚临床"状态，症状变得明显：高血压、高血糖、关节炎……而大多数人都认为，这些都是"这个年龄该有的毛病"。

绝经10年后第四幕开启，女性开始被别人视为长者。人上了年纪，会受各种老年病困扰。这还是幸运的。如果不幸，女性可能会久卧病榻。严重的髋关节问题、糖尿病、心力衰竭、胸腔积液、骨质疏松症、高血压……都会给日常生活带来阻碍。而更严重的疾病，如痴呆或脑卒中会让人彻底失去自理能力。

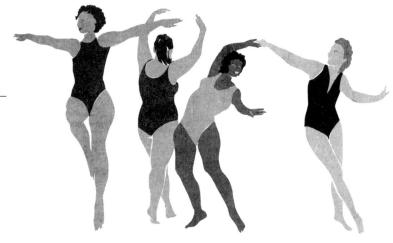

激素替代疗法的黄金窗口期随着围绝经期的到来开始。换句话说：一旦你的月经变得不规律并伴有睡眠障碍等症状，你就应该开始进行激素替代治疗了。你如果很久没来过月经，并且受到潮热的困扰，那肯定到了需要开始治疗的时候。治疗会让你再度感觉良好，并且能够预防多种老年病。

窗口期何时结束？如果你还完全健康的话，那最晚是在绝经后的第 10 年。完全健康指没有心脏病、没有高血压、没有糖尿病、血脂正常、不超重。否则，窗口期的结束时间会提前到绝经后的第 6 年。

原来如此

黄金窗口期随着围绝经期的到来开始，在绝经后第 6~10 年结束！

一旦窗口期结束，就不应该再开始激素替代治疗了，因为与年龄相关的血管损伤会提高血栓形成、急性心肌梗死或脑卒中的风险。当然，风险高低最终是因人而异的。但如果患者错过黄金窗口期，我就会犹豫是否为她进行激素替代治疗。最好在你还健康的时候进行激素替代治疗！只有这样，你才有了保持最佳健康状态的先决条件。

总而言之

开始激素替代治疗需要充分利用黄金窗口期——从围绝经期开始到绝经后的第 6~10 年。

窗口期结束后，不应该再进行激素替代治疗。

如果已经出现典型的老年病症状，那么窗口期的结束时间不是绝经后的第 10 年，而是第 6 年。

在围绝经期开始激素替代治疗将有效预防老年病。

机器中的幽灵——乳腺癌和激素

有关激素替代疗法的争论往往带有情绪，外行很难从中获得真正有效的信息。无论激素是否真的会增高患乳腺癌的风险，这些讨论都让人忧心忡忡。有些人在网上发布了恐怖故事，称有女性试图用激素来减轻更年期的痛苦，却付出了失去乳房乃至生命的惨痛代价。

不了解事实的女性很容易感到困惑。她们宁可冒着浪费时间和黄金窗口期的风险尝试使用没什么用的保健品和可能有害的药物，也不肯使用激素。然而，她们的做法无法从根本上解决问题，激素缺乏的问题还是存在。

原来如此

从不存在单独发生的潮热，潮热只是身体的报警信号。在极少数情况下，我们可以通过其他方式缓解潮热甚至使它消失，但这只是把警报的声音关掉了而已。

要想做出正确的决定，你需要了解所有的事实。如果你不了解也不百分百信任激素替代疗法，那么即使医生说服你接受也是没有意义的。你如果已经开始了激素替代治疗，那你也不必慌慌不安。我们需要把事实和假消息区分开来。要讨论乳腺癌和激素之间的关系，我们必须回溯历史。现在，让我带你回到 20 世纪 90 年代的美国：那时涅槃乐队的科特·柯本（Kurt Cobain）还在高唱《少年心气》，第一批笨重的诺基亚手机问世，克林顿（Clinton）则在电视上红着脸发誓"我没有和莱温斯基发生过关系"。

当时，在英语国家，激素替代疗法被视为女性的一种疾病预防方式，原则上倡导每名女性都使用。当时，无论是否有症状，超过 40% 的绝经后女性都在使用激素替代疗法。有充分的证据表明，人工合成雌激素可以预防心脏病，政策鼓励医生为所有女性开出这种类似于"青春之泉"的处方。在美国食品药品监督管理局推荐使用激素替代疗法干预骨质疏松症后，激素产业蓬勃发展，生产商赚得盆满钵满。事实上，许多女性对激素替代疗法感觉良好，因为使用这种疗法后，她们终于能够好好睡觉，工作效率变高了，性生活也很愉快。

在激素类药物排行榜上有两种明星药物：倍美安（Prempro）和倍美力（Premarin）。

倍美安含有结合雌激素，包括硫酸雌酮（约70%）、马烯雌酮（约20%）和17α-二氢马烯雌酮。这些是从怀孕母马的尿

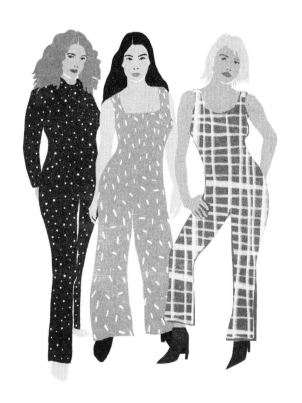

机器中的幽灵——乳腺癌和激素

液中提取的马雌激素。倍美安还含有一种人工合成孕激素——甲羟孕酮（醋酸甲羟孕酮）。甲羟孕酮与天然孕激素天差地别，就如同僵尸与人类天差地别一样。因此，如果你同意的话，亲爱的读者，我从现在起打算称甲羟孕酮为"僵尸孕激素"。

倍美力也含有从怀孕母马的尿液中提取的马雌激素，这也是这种药的英文名"Permarin"得名的原因："pregnant mares urine"意为"怀孕母马的尿液"。所以，你不能指责生产商隐瞒了什么，他们已经亮出了自己的底牌——他们对于化合物的来源是很诚实的。与倍美安不同的是，倍美力不含孕激素。

在工业化养殖中，马雌激素的获取方式可能被视为是正常的。但我相信，无论是在爱马人士还是在普通人眼中，这都是一种残忍的方式：母马被圈养在一个很小的地方，维持着"一直怀孕"的状态，膀胱内一直留有导管。

怀孕的母马排出的尿液含有高水平的雌激素，这些雌激素被收集起来，并被加工成药物。尽管母马感受不佳，人类女性却觉得身体状况有所好转：潮热减轻了，她们觉得自己年轻而有活力。实践证明，除了可以获得众所周知的好处外，接受激素替代疗法的女性患心血管疾病（如急性心肌梗死和脑卒中）的概率也减小了。因此，就有了这样一个假设——即使是不再有更年期症状或压根没有过更年期症状的老年女性，也应该从激素中获得好处。因此，20世纪80年代初开始了激素研究中最著名的两项研究——"妇女健康倡议研究1"（WHI1）和"妇女健康倡议研究2"（WHI2）。

在 WHI1 中，平均年龄为 62 岁的 16608 名女性被分为两组：8506 名女性服用倍美安（马雌激素加"僵尸孕激素"），而另外 8102 名女性则服用安慰剂，也就是没有有效成分的药片。

2002 年，第一项研究的结果发布。相比安慰剂组，倍美安组每 1000 名女性中：

冠心病患者多 2.5 名；

脑卒中患者多 2.5 名；

血栓患者多 5 名；

乳腺癌患者多 3 名。

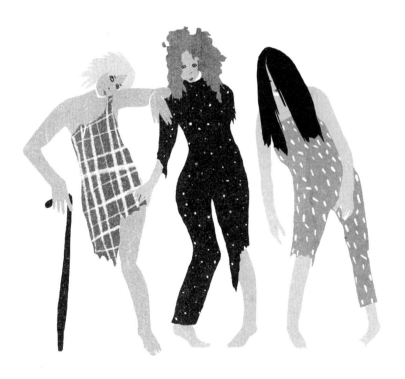

机器中的幽灵——乳腺癌和激素

此外，相比安慰剂组，倍美安组每 1000 名女性中：

结肠癌患者少 0.5 名；

骨折患者少 12 名；

糖尿病患者少 5.5 名。

服用激素的受试者的实验结果显示弊大于利，因此该研究提前结束。受试者的急性心肌梗死患病风险略有增大，而且血栓和乳腺癌的患病风险也增大了。人们开始出现分歧，激素替代疗法从那时起不再被认为是安全的。全世界都感到震惊，倍美安同那位流行音乐之王一样声誉和人气一落千丈。《德国医生报》的头条这样写道："传奇终结。"

更年期患者多年以来对激素的信赖转变成对医生、制药公司和美国食品药品监督管理局的质疑。处方量直线下降，即使患者愿意继续接受治疗，可能也很难获得医生的处方，数以百万的女性再次出现更年期的症状。从医生的角度看，意见也是一致的：开人工激素的时候要极其谨慎，最好不开，这样晚上才能睡好——没有官司，也没有律师来找麻烦。就算患者表达了信任，那些仍然敢开雌激素或其他任何形式的激素的医生也需要与患者进行数次谈话并且获得患者的知情同意书，这意味着在繁忙的日常工作之外他们多出了很多工作。可能至今在全世界情况还是这样。

从那时起，数以百万的女性承受着这项研究引发的后果。无论是医生，还是患者，没有人再信任激素类药物。

研究相关的负面新闻还带来了另一个问题：制药公司销售额

直接下滑 50%，并且收到了很多律师函。从那时起，无论是雌激素还是孕激素的包装和说明书上都写有服用该药与患乳腺癌存在关联。这让人们对任何看起来像激素的东西都心存警惕。

当然，制药行业对更年期激素替代疗法的兴趣也大幅下降，不愿在这个方面投入大量科研资金。也许这也导致了制药公司的决策者减少了对 50 岁以上女性需求的关注。直到今日依然如此，这也是市面上的生物同质性激素如此少的原因。也许制药行业的决策者认为更年期女性的问题应该留给替代医学的治疗师处理。这造成的结果是，女性可选择的睫毛膏比生物同质性激素多得多。

真相炸弹

你必须知道，药品包装和说明书上的警告并非基于实践经验！这些警告源于以前发生过的，以及理论上可能发生、但在数十年的实际应用中并未发生过的各种情况。法律顾问建议制药公司这样做，是为了让制药公司免受数十亿美元的诉讼赔偿。我的建议是，如果你想了解一些事情，最好问问你的医生。

我认为，WHI1 引爆的炸弹造成的最具悲剧性的后果是，医生对激素替代治疗的兴趣也大幅下降。医学生的课程几乎不涉及激素缺乏和更年期，许多在大型教学医院工作的妇科医生也对这些视若无睹。如果不是 WHI1 引爆的炸弹让人们在两年后依然

"双耳失聪"，一定会有更多的人对 2004 年公布的 WHI2 的结果感到惊讶。但遗憾的是，这个结果被掩埋在 WHI1 制造的废墟之下了。

WHI2 的结果显露出一个重要的迹象，不过它被掩盖在大众对激素替代疗法的粗略印象和怀疑之下。亲爱的读者，今天让我们一起来挖掘这项研究背后的真相吧。

共有 10737 名女性参与了 WHI2 的实验，5310 名已切除子宫的受试者服用的是倍美力，即不含"僵尸孕激素"的药片，其余受试者则服用了安慰剂。让我们一起来看看结果。

相比安慰剂组，倍美力组每 1000 名女性中：

冠心病患者少 5.5 名（在 WHI1 中多 2.5 名）；

脑卒中患者少 0.5 名（在 WHI1 中多 2.5 名）；

乳腺癌患者少 2.5 名（在 WHI1 中多 3 名）；

结肠癌患者少 1.5 名（在 WHI1 中少 0.5 名）；

骨折患者少 8 名（在 WHI1 中少 12 名）；

糖尿病患者少 13 名（在 WHI1 中少 5.5 名）。

因此，总体而言，倍美力组的受试者比安慰剂组的受试者状况好，也比 WHI1 中倍美安组的受试者状况好。在这项单独使用马雌激素的研究中，服用马雌激素比什么都不服用更有好处，也比服用含"僵尸孕激素"的药物更有好处。只服用马雌激素的女性更不易患心血管疾病。还有一点非常重要。当按照年龄细分时，研究人员发现，雌激素对相对年轻的女性（服用倍美力的 50~59 岁的女性）的保护效果最好。受试者血管受到保护相应也能减小脑卒中的患病风险，并且受试者患乳腺癌的风险也减小了，这证明 WHI1 中诱发乳腺癌的"主要嫌疑人"是"僵尸孕激素"。

魔鬼藏在细节中！医学界研究更年期的同仁都对此非常了解，WHI1 的研究负责人也多次发声，试图消除该研究造成的致命误解，但是成效甚微。医学界对于更年期症状的兴趣仍然极低，无数女性在没有任何特殊医学关照的情况下艰难地度过更年期。很多人至今依然承受着本可以通过药物来避免的伤害，很多年长女性经历了股骨颈骨折。啊，为什么会这样？很多痛苦其实可以通过及早进行激素替代治疗来避免。

如果女性有选择的机会，那么无数的心脏病、抑郁症、记忆力丧失，乃至婚姻破裂和自尊心坍塌都是可以避免的。

当然，两项研究都有支持者和反对者。WHI1 的反对者说，因为研究使用了复杂的统计方法，乳腺癌的患病风险被过分强调了。而且受试者的年龄太大，甚至已经不适合开始激素替代治疗了。毕竟受试者的平均年龄高达 62 岁！按照今天的认知，这个年龄确实有点儿大了。正如我们所知，黄金窗口期从绝经前期开始，在最后一次月经后的 10 年内结束。我们已经知道，处于黄金窗口期时，健康人群可以合理地使用激素替代疗法，最好不要在第一个动脉粥样硬化斑块已经导致血管损伤后才开始。首次服用雌激素后，之前或多或少已经附着在血管壁上的动脉粥样硬化斑块可能会脱落，从而引发栓塞或脑卒中。此外，WHI1 和 WHI2 这两项研究均未排除有乳腺癌家族史或其他风险因素的女性（对美国 60 岁以上的女性来说，超重、不运动、高血压和糖尿病几乎是标准配置。在受试者中，BMI 超过 30 的女性就占了34%）。

坏消息，好生意

遗憾的是，自从 WHI 中断后，任何一所大学的科学家（不必是医生，更不用说是妇科医生了）在做理论研究的时候，都将所有的雌激素和孕激素混在一起讨论：无论是人工合成的还是天然的，无论是源自其他动物的还是人类的，从数据库中找到的所有可得的雌激素和孕激素研究都被"一锅炖"了。

而媒体如获至宝，在追求点击率和观看次数的数字世界中，可怕的消息迅速传开。我在很多媒体（甚至是所谓的严肃媒体）上读到过很多以"激素致癌"为标题的文章，他们一次次地歪曲事实，这让我非常恼火。这种错误的信息让所有人都感到很困惑。不仅是你，亲爱的读者，各个科室的医生也一样，他们已经对如何给患者建议感到不知所措了。

不过，你现在已经比看这本书之前的你知道得更多，而且在知识储备上与我处在同一水平。现在，我可以告诉你理解这些报道的关键所在了。关键就是：大部分研究都是用马雌激素，而非17β–雌二醇（通过皮肤渗入）完成的，而且几乎所有的孕激素都不是天然孕激素，而是含有"僵尸孕激素"的人工合成孕激素。

近几年，一个比较有代表性的案例是来自英格兰的一项研究，其结果于 2019 年夏天发表在著名的《柳叶刀》杂志上。该研究对 58 项关于乳腺癌和激素的研究进行了荟萃分析，得出的结论是，激素会增大患癌风险。没有服用激素的每 100 名女性中患乳腺癌的有 6.3 名；接受激素替代治疗的每 100 名女性中患乳腺癌的有 8.3 名；而单独服用马雌激素的每 100 名女性中患乳腺癌的有 6.8 名。作者写道，孕激素的种类（无论是"僵尸孕激素"还是生物同质性孕激素）对结果都没有影响。但是，作者在文中提到了一篇论文，从该论文对应的研究中得出的结论是，生物同质性孕激素没有增大乳腺癌的患病风险，遗憾的是这篇论文淹没在了众多文献中。上述研究参考的大部分文献的完成时间是 20 世纪 90 年代，当时生物同质性激素的研究尚处于起步阶段。因此，大部分研究和可得的数据都是由"嫌疑人"马雌激素和 / 或"僵尸孕激素"提供的。

真相炸弹

被媒体冠以"危险"罪名的激素替代疗法所使用的激素并不是今天医生开出的生物同质性激素，而是以前流行的人工合成激素。

为什么会这样呢？一般情况下，研究规模越大，参与研究的受试者越多，人们就会认为研究结论越可靠。很多大型研究是在美国进行的，因为在那里可以很快找到大量受试者（毕竟美国面积很大）。可多年来，生物同质性激素在美国被视为嬉皮士才用的东西，在观念传统的医生看来，它们和医用大麻属于同类。

机器中的幽灵——乳腺癌和激素

在美国，患者一般都通过保健品店或互联网等非医疗渠道获取生物同质性激素，这种激素没有像马雌激素那样受到监管，因此也没有获得美国食品药品监督管理局的批准。药物研究投入巨大，如果没有联邦州、大学或制药公司的支持，几乎不可能在美国进行下去。因此，生物同质性激素的研究多在欧洲进行。在法国，生物同质性激素的使用属于一线治疗方案，能够通过医保报销。一项非常大型的E3N队列研究在法国进行。1990年以来，为了确定乳腺癌的致病因素，10万名女性参与了此项研究。之前的怀疑被证实，服用"僵尸孕激素"会增大乳腺癌的患病风险，而服用生物同质性雌激素和孕激素则不会增大该风险[45,46]。另一项在意大利罗马进行的研究也证实，含有"僵尸孕激素"的激素更可能导致急性心肌梗死，而天然孕激素则有利于预防心脏病发作。[47]

原来如此

人工合成孕激素，也就是我们所说的"僵尸孕激素"会增大乳腺癌和急性心肌梗死的患病风险。生物同质性激素则可能减小乳腺癌和在欧洲致死率排名第一的急性心肌梗死的患病风险！

我们读到这些研究结论时，总会产生一个疑问，为什么"激素很危险"这种谣言一直满天飞。一方面，媒体一直在渲染任何激素治疗都是有风险的；另一方面，所有妇科医生都知道生物同质性激素的风险相对比较低，或者说至少他们中的大部分是知道的。这就是为什么大部分妇科女医生会为她们自己开生物同质性激素[48]，而妇科男医生则会为他们的妻子或亲戚开生物同质性激素[49]。有人总是强调由律师撰写的说明书中的警告。你要知道，这保护的是制药巨头的利益，而非患者的利益。讨论激素是否危险需要时间，更年期教育也需要时间，但并非每个人都有充足的时间。因此，很多妇科医生放弃了生物同质性激素，包括那些一心为了患者的医生。

真相炸弹

在德国，大部分（96%）的妇科女医生会服用生物同质性激素，而 98.5% 的妇科男医生会给自己的妻子开生物同质性激素！

还有什么因素会导致患乳腺癌的风险升高？

如果所有可能导致乳腺癌患病风险升高的东西都像激素制剂一样在包装上加上警告，那么一些行业就会陷入严重的危机甚至崩溃。

乳腺癌的最大诱因是肥胖。绝经期女性中，BMI 超过 25 的人患乳腺癌的风险相较 BMI 正常的人已略高，而 BMI 超过 30 的人患乳腺癌的风险比 BMI 正常的人高了 58%。[50] 不运动的人患乳腺癌的风险比经常运动的人高 40%。如果既超重又不运动，那么风险将更高。

酗酒是另外一个常见的诱发乳腺癌的因素。每天喝 2 杯酒或每周喝 7 杯酒以上的人患乳腺癌的风险比不喝酒的人高一倍。

如果吸烟，患乳腺癌的风险会增高 7 倍！

我要再强调一次，在 WHI1（使用马雌激素和"僵尸孕激素"的研究）中，激素组患乳腺癌的风险比安慰剂组的高 26%。[51] 然而，在 WHI2 中，激素组患乳腺癌的风险比安慰剂组的低 21%。

如果按照社会上流行的逻辑，那么每一包薯片、每一个冰激凌、每一瓶香槟和每一张宜家生产的沙发上都应该标有致癌的警示。我不是要破坏你享受美好夜晚或周末的兴致，只是要告诉你，一件商品没有令人毛骨悚然的说明书并不代表它没有危险，而只代表制造它的厂家没有法律风险：如果你多年来一直坐在沙发上吃冰激凌，不去健身房，长得胖胖的，那么就算你得了乳腺癌，你也几乎没有可能告赢沙发和冰激凌的生产商。

而对于含铝除臭剂是否致癌，至今尚无定论。铝已经越来越多地与乳腺癌联系起来，大量使用除臭剂的女性似乎患乳腺癌的风险更高。然而，目前尚不清楚铝与肿瘤的关系。

医学统计学：学霸的最高纪律准则

我们这些不熟悉统计学的外行可能会觉得医学统计学家的世界特别神秘。统计学家对普通人眼中非常抽象的数字感兴趣，他们的工作是从大量数据中"提取"出风险因素。如果把这些数据扔给我们这些没学过统计学的人看，那就麻烦了，因为我们无法权衡这些数据的意义，并解读出它们真正的含义。

让我们以"相对风险"这个统计学概念举例：在医学上，相对风险是指暴露于（或遗传有）危险因素的人与未暴露（或未遗传有）的人发生疾病的风险的比值。基线风险为 1.0，表示某因素对风险无明显影响。

让我们一起看看 WHI1 是如何计算服用"僵尸孕激素"与患乳腺癌的相对风险的。

"僵尸孕激素"导致乳腺癌的患病风险比基线风险高 26%，所以相对风险是 1.26，这意味着患乳腺癌的风险升高了。让我们再来看看其他与乳腺癌相关的因素的相对风险：BMI 超过 30 的人患乳腺癌的相对风险为 1.4。在法国的 CECILE 研究中，服用生物同质性激素的人患乳腺癌的相对风险为 0.80，而有规律运动习惯的人患乳腺癌的相对风险为 0.88——均低于基线风险。

这些数据对于普通人意味着什么呢？

作为比较，我们来看看大家在超市结账时看到身边货架上香烟包装的图片时都知道的相对风险，也就是吸烟导致患肺癌的风险。[52]

我们可以看到，乳腺癌的相对风险在数值上与人们以为的有所不同，即可能比通常以为的小得多。

很常见的说法是，每位女性一生中都有 12% 的概率患乳腺癌，也就是 1/8 的女性会被诊断患乳腺癌。让我们来看看这个比例是怎么来的。

20 岁时，你在未来 10 年内患乳腺癌的概率为 1/1429，即

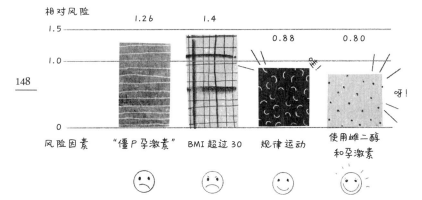

激素替代疗法或特定生活方式与乳腺癌患病风险之间的关系

0.07% 左右。

30 岁时，你在未来 10 年内患乳腺癌的概率为 1/208，即
0.5% 左右。

40 岁时，你在未来 10 年内患乳腺癌的概率为 1/65，即
1.5% 左右。

50 岁时，你在未来 10 年内患乳腺癌的概率为 1/42，即
2.4% 左右。

60 岁时，你在未来 10 年内患乳腺癌的概率为 1/28，即
3.6% 左右。

70 岁时，你在未来 10 年内患乳腺癌的概率为 1/25，即
4.0% 左右。

女性在生命中某个阶段患乳腺癌的终身绝对风险为
12.07%。之所以得出这个数值，是把所有的数值加在了一起：

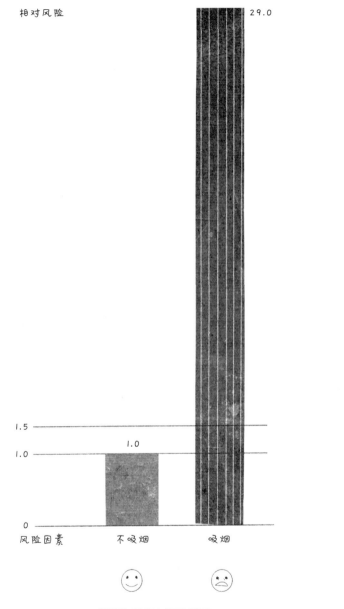

相对风险

29.0

1.5

1.0

1.0

0

风险因素　　　　不吸烟　　　　吸烟

肺癌与吸烟之间的关系

机器中的幽灵——乳腺癌和激素

0.07+0.5+1.5+2.4+3.6+4.0=12.07，于是得出约 1/8 的女性会患上乳腺癌的结论。[53]

然而，并非每个年龄段的风险都一样高，而是风险随着年龄增高，直到 80 岁。并非每天早上起床的时候，达摩克利斯之剑就悬在你的头顶，让你成为那八分之一。此外，人们也知道，数据收集阶段可能会出错：如果受试者患有乳腺癌，她的数据可能被算进去两三次，比如一开始确诊时被算进去一次，后来复发时再被算进去一次。此外，有些家庭的成员没有被计算在内，这人为地减少了总体上相对风险为 1.0 的人口。我并非想淡化乳腺癌的患病风险，这与我的本意相去甚远。我只是想通过这个例子向你展示数值和统计数据是如何影响我们的态度和看法的。

总而言之

从所有的研究和事实中，我为你总结了 5 个关键点。

1. "僵尸孕激素"会诱发乳腺癌。所以请远离所有含人工孕激素的药片。

2. 含有马雌激素和"僵尸孕激素"的口服激素会提高患急性心肌梗死和脑卒中的风险，特别是在绝经很长一段时间后才开始服用。此外，这些激素会被肝脏分解，增高形成血栓的风险。

3. 在 20 世纪 90 年代，马雌激素可能是个好东西，但现在我们有能够涂抹在皮肤上的生物同质性激素——17β-雌二醇了，所以放过我们可怜的肝脏吧，别再让它承受其他动物激素的摧残了。还是把母马留在牧场上，不要强迫它们与种马发生性关系吧。

4. 使用生物同质性雌二醇和天然黄体酮不会增高患乳腺癌的风险，反而有可能降低这种风险。不健康的生活方式一定会提高患癌风险！

5. 开始使用激素替代疗法的时机很关键。从围绝经期开始后不久就进行激素替代治疗，能够精准预防大部分致使女性死亡或失能的疾病。

成为驯龙高手——如何让你的激素和谐

现在是时候进一步讨论了。你已经知道，缺乏激素会导致心血管疾病、体重增加、腹部脂肪增多、糖尿病甚至癌症。你也已经知道，缺乏雌激素还会导致关节疼痛、骨质疏松、精力欠佳、压力过大和抑郁。

你已经意识到，如果不采取任何措施，放任激素缺乏持续发展，你会患上致命的老年病，而适当使用激素替代疗法能够防止情况恶化。不过，当家人或朋友告诉你有关邪恶的激素药片的恐怖故事，你也知道，使用人工合成激素或"僵尸孕激素"的常规治疗方案与使用生物同质性激素的治疗方案是有区别的。就算媒体的宣传中出现了有关激素替代疗法危险的言论，你也能够保持冷静，因为你可以运用新学到的知识审视新闻报道中的数据，并且与信任的医生进行讨论。

现在，让我们进行到下一步。如果你决定使用生物同质性激素进行治疗，我会告诉你治疗的最佳方式和步骤。

在前围绝经期，我有什么需要做的吗？

在前围绝经期，一切基本都正常（希望是这样）。你的月经很准时，也许你的经前期综合征变严重了，也许一切都跟以前一样。在 35~40 岁，选择在月经结束后（你感觉良好的时候）去医院抽血，检测一下激素水平不是个坏主意。如果可能，最好去你希望在更年期一直陪伴你的医生那里检查，因为这样以后所有的数据都是"现成的"。有些医学实验室甚至可以专门检测激素水平，并且出具带有书面解释的报告。不过，不同实验室常常使用不同的单位，而它们对检测结果的解读也各不相同。如果一位患者带着在别处检测的结果来找我看病，大多数情况下我可以直接拿来参考，但不会百分百将其作为诊断依据。有时我需要患者重新验血以获得可靠的检测结果。

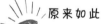

原来如此

如果可能，请在经期结束后一周内去医院做血液检测。这样，你就知道让自己"感觉良好"的激素水平是多少了！

当然，激素水平的正常值有一个范围，而且每个人感到舒适的区间有所不同。有些人只需要很少的孕激素就会感觉很舒适，有的人则需要较多的孕激素。有些人对雌激素非常敏感，这反映在她们乳头的敏感度上；有些人对雌激素不那么敏感，需要较高水平的雌激素才不会过度出汗。每位女性的身体都是不同的。

理想情况下，我们会尝试为你保持让你感觉良好的激素水平值，这个值就是我们的目标值。但是，你如果还在服用避孕药或通过其他激素方式避孕，那就没必要做血液检测！因为检测结果只反映激素的值，这个值并不代表你真正的"舒适区"。

如果你年纪较大，已经处于围绝经期或已经绝经，那也没关系，我们还是能找到你的"舒适区"！

当我们审视雌激素、孕激素和睾酮的正常水平，我们会发现，雌激素和孕激素的"正常值"区间以及我们在正常生理周期中的激素水平的范围很大。

让我们先从最活跃的雌激素——雌二醇开始说起。

在生理周期的开始（卵泡期），雌二醇的初始值为 30 pg/ml（110 pmol/L），在排卵前数值上升到 530 pg/ml（1940 pmol/L）。

排卵后，雌二醇水平有所下降，之后小幅度上升，达到 210 pg/ml（769 pmol/L），然后再次下降。

月经开始后的第一天，孕酮水平低于 0.1 ng/ml（0.3 nmol/L），并在周期的后半段开始升高，最高可以达到 27 ng/ml（85.6 nmol/L）。在周期的第 21 天左右，孕激素水平应该高于 10 ng/ml（32 nmol/L）。

睾酮水平随着雌激素水平微妙地变化，周期开始时最低，为 20 ng/dl（0.7 nmol/L）；随后随着雌激素水平一同上升；峰值时，可达 84 ng/dl（2.9 nmol/L）。

你是不是想知道为什么三种激素的单位不同？这与单个分子的"工作效能"有关。1mg睾酮与1mg雌二醇不同，就像一茶匙辣椒和一茶匙芥末在辛辣程度上是不适合进行比较的。

如果一位女性的检测结果显示激素水平是正常的，但是她仍然饱受经前期综合征或偏头痛的折磨，该怎么办呢？血液检测的数值并不总是可靠的，毕竟只是一个瞬时的数值，就像给你的各项数值拍的照片一样。如果你的激素水平看起来"正常"，但是你告诉我，你在生理周期的中期感觉到了变化，那么你开始摄入孕激素是正确的。我会给你开100 mg的黄体酮胶囊，让你从月经来潮前的12天开始每晚服用。如果你的周期还是28天，那么可以从月经周期的第15天开始服用；如果你的周期较短，那么在月经周期的第10天就可以开始服用了；如果你的周期不准，那么我推荐从第15天开始服用，先看看情况如何。黄体酮并不存在"错误的"摄入量，因为它会很快分解，你可能感觉到身体状况有所改善，但也可能没有任何感觉。因此，你如果有经前期综合征，可以从月经周期的第15天开始服用，服用12天，或者服用到来月经那天。换句话说，如果你的月经提前来了，请停止服用黄体酮。如果月经在服药12天后还没来，我会建议你继续服用，直到月经来潮。

原来如此

推荐在前围绝经期确定自己感觉良好时的激素值！这样，你以后就有了可以参照的"目标值"。

需要确定的是雌二醇、孕激素和睾酮的值。

在月经周期后半段出现不适感的女性都可以从月经周期第 15 天的晚上开始服用黄体酮胶囊，直到月经来潮。

在此期间，你应该规律运动、健康饮食。生活方式健康的女性能够从容地应对围绝经期出现的变化。

在绝经前期，我可以做什么？

在绝经前期，排卵频率会降低，当排卵发生时，往往就像手刹拉开了一样。还记得吗？排卵成功后，孕激素水平在生理周期的后半段会上升；如果排卵不理想，孕激素水平的上升会变得缓慢。我们的"冷静激素"——孕激素的缺乏，会从以下方面反映出来：睡眠不佳、情绪不好、月经不准、手脚肿胀。

为了调控激素，我们应该在月经周期的后半段进行血液检测。具体应该在什么时候检测呢？月经完全紊乱的女性可能很难确定合适的时间点。切除了子宫的女性也是如此，因为她们已不再来月经。对这两类女性，妇科医生也不知道她们月经周期的后半段什么时候开始。有时，医生可以根据血液检测的数值来确定患者是否排卵，这可以在一定程度上缩小月经周期后半段开始时间的范围。不过，调控激素最有效的做法还是在月经还未紊乱的时候就开始补充孕激素。

切除了子宫的女性无法知道她们的生理周期到了哪一阶段，以及自己是否进入了更年期。这种情况下，应该通过血液检测查出激素的状况并进行相应补充。有时可能要在较长时间（比如半年）内多次检测才能知道激素整体的状况！

如何开始补充激素？首先你当然需要进行检查，尤其是在患有出血性疾病的情况下。医生需要排除其他问题（比如子宫息肉或肿瘤）造成的月经紊乱。如果月经紊乱明显是由激素引起的，那你就要开始使用孕激素了。

如果妇科医生为你"开了绿灯"，你可以每晚服用 100 mg 胶囊形式的微粉化黄体酮。你可以在睡前服用它，因为它能够使你的大脑放松。服用黄体酮可能让你感到疲倦，想赶紧上床睡觉。但它不是安眠药，不会让你产生依赖性，所以你不用担心这一点。它会让你一觉睡到大天亮，直到闹钟响起。此外，你的心情也会变好，你会感觉找到了自己。只要一粒胶囊就会有效果，因为微粉化孕激素可以在人体内迅速分解，起效很快。

相比通过消化道，有些女性更容易通过阴道吸收黄体酮。因此，你如果觉得口服胶囊效果有限，可以在晚上将胶囊插入阴道。从实际情况考虑，我建议你，在性生活后进行此操作。虽然男性皮肤吸收部分溶解的黄体酮无害，但浓稠的体液可能会让男性感觉不适。

患者开始摄入孕激素后，我通常会建议患者在 6~8 周后复诊，因为我想了解患者激素的变化。要想知道让你感觉良好的孕激素的目标值，这时检测激素水平是很有意义的。如果你的睡眠没有达到最佳状态，或者你心情不是很好，你可以尝试将黄体酮的剂量从 100 mg 增大到 200 mg。不过，大多数女性从摄入 100 mg 黄体酮开始就会感觉良好。

100 mg 孕激素对你来说有可能"过量"吗？当然有可能。这会让你在白天感到疲惫、情绪低落、不想社交。如果这个剂量对你来说太大了，有的药房能进行私人定制，为你制作孕激素含量较低的胶囊。

孕激素补充方法快速入门

什么时候开始补充孕激素？开始出现睡眠障碍、情绪波动、经前期综合征（经前各种不适，如偏头痛）时进行补充以平衡雌二醇。如果还有月经，在月经周期的第 10~15 天开始服用，直到月经来潮。

如何补充孕激素？晚上睡觉前，从服用 100 mg 微粉化孕激素开始。

补充孕激素后，你会有什么变化？睡眠质量变好，心情变好，经前期综合征症状减轻。

如果出现明显的雌激素缺乏症状，该怎么办？我们现在已经知道，雌激素缺乏症状包括潮热、抑郁、性交疼痛。

这些症状可能和孕激素缺乏的症状一同出现，也可能单独出现。特别是在绝经前期早期，血液中的雌激素水平可能非常不正常：这个月特别高，下个月特别低，在良好和糟糕之间疯狂波动。

你的症状和激素水平都有助于解开你的疑惑，因此进行血液检测是很有必要的。如果你出现了以下症状，我建议你使用雌二醇进行治疗。

潮热

正如我们所知，潮热是身体的呼救信号，表明卵巢不再响应下丘脑的呼唤。因此，我们需要恢复雌二醇水平，使其达到正常低值。

为了应对潮热，我建议你在早上按规定剂量使用雌二醇凝胶或喷雾剂。这样做的目的是让你不再潮热，这很重要！不是减少潮热发生的次数，也不是减轻潮热的症状，而是让潮热完全消失。如果你在 14 天后仍有潮热症状，我建议你加大剂量。你

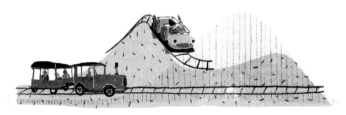

目标：使雌二醇保持在正常低值，而不像之前在生理周期中那样，像过山车般上下波动。

如果白天感觉良好，但是晚上仍然出现潮热，请在睡前再使用一次。如果你只有晚上潮热，那么你可以试试是晚上使用的效果好还是白天使用的效果好。

抑郁 / 有攻击性

你听过"横扫饥饿，做回自己"的广告语吗？大多数受激素影响的女性都会同意我的观点：在缺乏雌二醇和孕激素时，我们不再是我们自己了。你时常感到悲伤，一件小事就会让你难过，一整天都闷闷不乐。如果你一夜无眠，那么一切仿佛都结束了。

你如果想做回自己，我建议你无论如何都要去妇科验血并确认自己的各项激素水平。如果激素水平较低，但结果显示没有"完全"低到绝经前期的数值，那你该怎么办呢？你如果有症状，那不妨试试补充激素。毕竟在这种情况下，实践是检验真理的唯一标准。要是你不太放心，那就从每天早上在皮肤上涂抹雌二醇，晚上使用黄体酮开始。反正你也没什么可失去的，因为如果完全没用（这种情况很少发生），你可以选择停用。这个时候，我建议你去看心理医生。这一点儿也不丢人，你一定要消除自己的羞耻感。如果你大脑中化学物质的分泌失控不是激素导致的，那么你去找心理医生准没错。

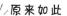 **原来如此**

在绝经前期决定是否采取激素替代疗法时，症状比血液检测的数值更有参考价值！

关节疼痛

你如果已经出现不明原因的关节疼痛，就不要浪费时间去骨科，请先去妇科检测一下激素水平。如果你处于绝经前期甚至已经绝经，那么现在是时候做点儿什么了。想使用激素替代疗法的话，请先等待 4 周，因为关节急性损伤可能需要一段时间才能好。若是你的关节疼痛已久，那可能就是激素的问题，激素替代疗法就值得一试！

雌激素补充快速入门

什么时候补充雌激素？开始出现潮热、情绪波动、关节疼痛或其他显示缺乏雌激素的症状时进行补充。

如何补充雌激素？早上在皮肤上涂一点儿雌二醇凝胶或喷一次喷雾剂，至少观察 14 天。晚上补充一粒 100 mg 黄体酮。根据需要增大雌激素的剂量。如果晚上盗汗，那么晚上也可以使用凝胶或喷雾剂（即早晚各一次）。最大剂量是每天 5 次。

补充雌激素后，你会有什么变化？症状明显减轻，你又做回了自己。

如果我刚刚停经呢？如果我已经停经很久了呢？我应该做什么？

你如果才拿到这本书，在过去的几年中没有采取任何措施，也不要担心。只要从你的末次月经结束到现在的时间不超过 10

年，那就不算太晚。还记得黄金窗口期吗？只要你身体健康，没有高血压、心脏病，从未得过深静脉血栓或肺栓塞，那么末次月经后 6~10 年内，你依旧可以采用激素替代疗法。但是，如果你已经有了一些慢性病，那要先把这些疾病的症状控制住，而且从末次月经结束到现在不能超过 6 年（是否开始治疗，最终需要由妇科医生决定）。

如果你有症状，长时间与潮热做斗争，或者早在绝经前期就已经出现了一些症状，那么上一节关于黄体酮和雌二醇的使用规则对你来说同样适用。唯一的不同是，你无论如何都必须补充雌二醇，即便你的症状已经消失。因为雌二醇能够阻止器官老化，或使器官老化的速度减慢。

在开始激素替代治疗之前，你当然需要进行妇科检查，最好进行乳房超声检查；如有必要，还可以进行乳腺钼靶（乳腺 X 线摄影）。在我看来，子宫和卵巢的超声检查也必不可少，这样我们能了解更多有关激素和身体器官的情况。这可能会产生额外的检查费用，但是为了健康，这是值得的。

第一次给患者开激素前，我会确认其激素水平。即使激素水平没有什么异常，我也会建议患者先尝试激素替代疗法。因为我们知道，数值是次要的，实际症状才是首要的。就算你已经绝经，你的激素水平已经极低，你已经"度过了更年期"（大多数情况下，这指的是潮热有所好转），也不意味着你不需要治疗了。

162

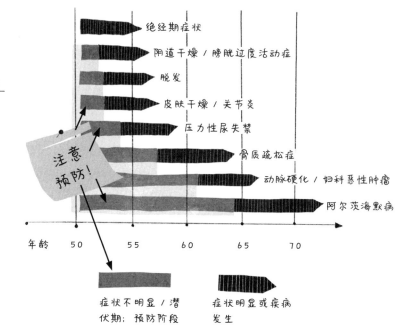

年龄　50　　55　　60　　65　　70

症状不明显／潜
伏期；预防阶段

症状明显或疾病
发生

原来如此

　　从绝经开始，激素水平低下已经对幸福生活造成了影响。
症状比实验室检测数值更有参考价值。

　　我认为，是时候改变形容更年期的词汇了。我需要重申的
是，更年期没有"过去"一说，也没有"一切都回归正常"的说
法。如果我们感觉更年期"过去"了，那只说明感受潮热的受
体——我们体内的"仪表"停止工作了。

　　有些女性从未出现过潮热；有些女性月经一直正常，直到停

第五章　生物同质性激素——让我感觉我是个女人

经都未出现任何症状。确实存在这样的例外情况，但这些女性也应该检查是否存在激素缺乏问题，定期检测骨密度。众所周知，超重的女性通常在绝经后没有太强烈的不适感，这是因为脂肪组织能分泌大量的雌激素。她们通常不需要补充雌二醇，因为她们自身能制造足够的雌激素。此外，她们的阴道也十分湿润。

阴道不适

身材健美的女性有时也能产生足够的雌激素，她们中的很多人甚至不需要在阴道中使用雌三醇。其他女性则需要从局部涂抹软膏开始使用雌三醇。什么时候开始？最好在症状出现之前，妇科医生可以判断你是否需要开始使用雌三醇软膏。你可以主动询问医生自己何时开始使用，因为常规检查未必涉及此项诊断。

当你开始使用雌三醇软膏时，每晚请将豌豆大小的软膏涂抹在阴道口。大部分雌三醇药膏都配有给药器，但是你通常不需要使用它，因为你阴道深处的状况很可能依然良好。有些雌三醇软膏中酒精的含量较高，这可能会在使用之初导致阴道出现灼热感，但几分钟后这种感觉应该就会消失。如果不适感一直没有消失，我建议你换另一种药膏。你如果对酒精不耐受，可以按处方在特殊药店定制雌三醇软膏，但这种定制的药膏通常比普通的贵，而且需要几天才能制成。

除雌三醇软膏之外，还有雌三醇阴道栓剂可供选择。其效果从极弱到极强都有，但是这类栓剂会导致白带增多。如果你在某天晚上使用一颗，那么在接下来的几天你都需要使用护垫，这真的很讨厌。但是，如果我检查发现患者阴道内中后段出现了激素缺乏的情况，我还是会给患者开阴道栓剂。

一些患者会选择将雌二醇药片插入阴道。雌二醇药片其实是一种口服的药片，外用的话可能对很多人有效果，但是对于阴道和尿道的益处到底有多少尚不清楚。不过，这两个地方对雌激素是最敏感的。

你如果在晚上涂抹药膏后仍想和伴侣亲热，可以提前将其擦掉。虽然现在我们仍不清楚在性交过程中会有多少活性成分转移到伴侣身上，但雌三醇软膏不是一种很好的润滑剂，它会让你在性交过程中感觉很糟糕。

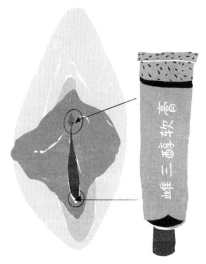

雌三醇软膏应该在阴道口 6 点钟方向以及尿道口涂抹。

原来如此

让妇科医生变成"牙医"！妇科医生会在你感觉到异常之前就看到发生在你体内的变化，所以你可以问问他看到了什么！虽然他不一定会回答。（不是因为懒或者不愿意，可能只是因为他从来没被问过这样的问题。）

在绝经前期和绝经后使用雌三醇软膏永远不会太早，持续时间也永远不会过长。你可以从 45 岁开始使用它，一直使用到 146 岁。雌三醇软膏之于阴道，就像牙膏之于牙齿！

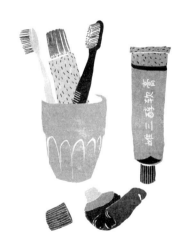

性欲减退、阴蒂不敏感和精力减退

绝经后出现的另一个问题是性欲减退，这对很多女性来说是一种无声的负担，可能导致两性关系出现严重的危机。此外，阴蒂会在绝经前期和绝经后变得不那么敏感，有的女性甚至称自己

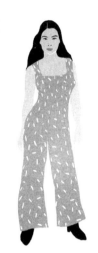

的那里"已死"。即使是性欲低或者对此并不在意的人，在绝经前期和绝经后也会出现明显的精力减退。如果你手头有很多工作，并且有好多需要做的事情，这会成为一个严重的问题。而造成这些痛苦的罪魁祸首是睾酮的缺乏。

我们都知道，睾酮的正常值"并不准确"，我们必须找到自己的"舒适区"。第一步是进行血液检测。除非睾酮处于正常范围内非常高的水平，否则都应该开始使用睾酮凝胶。每天早上将凝胶涂抹在皮肤上，最好涂抹在皮肤较薄、皮下几乎没有脂肪组织的区域，比如上臂外表面、膝关节后方或前臂内侧。

我建议先从豌豆大小的量开始，4周后再调整。最迟在6周后，我会建议患者再一次做血液检测，看看激素水平。我再说一次，不要担心你会男性化！首先，男性化不会这么快发生。其次，大量的睾酮才能抵消雌激素的作用，而你如果缺乏雌激素，还会额外补充。在绝经后，只有在雌二醇水平足够高的时候医生才会让你补充睾酮！

睾酮补充快速入门

什么时候补充睾酮？开始出现性欲减退、阴蒂敏感度降低、精力减退等症状时，就要进行补充。

如何补充睾酮？每天早上在皮肤上涂抹豌豆大小的睾酮

凝胶，在询问医生后可以加大剂量。

　　补充睾酮后，你会有什么感受？精力又回来了，性欲又被唤醒。

压力管理

　　最迟从绝经前期开始，我们就要考虑压力管理的问题。一方面，不眠之夜和层出不穷的不适感让女性神经紧张；另一方面，人到中年，女性肩上的担子比其他任何群体都要重。现在我们这些更年期女性通常比上一辈人生育时间更晚，因此我们的孩子很可能还处于青春期。检查家庭作业，安排孩子的补习班时间，陪伴孩子，做家务，应付钟点工、修理工和园丁——这些基本上都是我们的活。

　　而长期在职场中工作的中年人往往比年轻同事承担了更大的责任，有更多需要打点的关系。对我们来说，现状决不能改变，辞职也将成为职业生涯中糟糕的败笔。此外，很多四五十岁的女性还有照顾父母和公婆的职责，即使我们是全职工作者，即使我们有能胜任这些任务的兄弟或丈夫，99%的责任也依旧会落在我们的身上。是的，社会需要靠中年女性才能运转。

　　如果我们承担了很大的压力，我们的身体就会分泌大量的皮质醇和肾上腺素。它们是我们的压力激素，让我们集中精力来应对危险。此外，我们都知道身体要应对危险就得增加储备，因此皮质醇会导致增重。石器时代形成的生理反应机制延续至今，我们的身体接收到的信息是：现在是困难时期，食物短缺，危机四伏。

　　压力升高的话，血液中就会有过多的皮质醇，这会干扰我们的激素补充计划。皮质醇过多不仅会造成体重增加，还会让人一直感觉疲惫，不想做运动。因此，你还需要更多的激素才能感觉良好。

学霸专属

　　皮质醇由肾上腺皮质产生，前体是孕烯醇酮。其实，孕烯醇酮是包括皮质醇、孕激素、睾酮和雌激素在内的所有类固醇激素的前体。孕烯醇酮是激素的"原汤"，所有的性激素都是由它转化而来的。如果压力太大，尤其是承受压力时间太长，就会出现被称为"孕烯醇酮偷窃"的现象。这会导致孕烯醇酮不再在四种激素之间公平分配，而更多地转化为皮质醇，从而导致雌激素、孕激素和睾酮不再足量产生，或者至少是不完全转化。此外，皮质醇的受体与孕激素的一致，如果皮质醇占了位置，那它就不会轻易离开。这也是压力为什么会让人"不冷静"的原因：皮质醇水平升高会阻止孕激素发挥让我们冷静的作用。

　　这也是使用生物同质性激素治疗的另一个亮点：如果你在治疗期间觉得还有不适，可以增大剂量；如果一天涂抹一粒黄豆大小的雌二醇凝胶不能完全让你感觉良好，你可以尝试一天涂抹两粒大小的。刚开始时，调整剂量可能还得依赖医生，但最终你会掌握方法，按照自己的实际需要调整。

这是生物同质性激素与传统激素的重要区别：如果使用传统激素，需要每天服用相同剂量的激素，无论那天的需求量如何。然而，如果使用新的生物同质性激素，你可以倾听身体的声音，然后对用量进行微调。

这确实很酷，最符合自然的需求。只要你想，你就可以成为自己的"下丘脑"：当你发觉自己缺乏这种或那种激素时，你可以迅速做出反应，用胶囊、凝胶或软膏进行补充。如果你觉得某天补得太多了，别担心，第二天少用一点儿，看看感觉如何。通过这种方式，你可以灵活地满足身体的需求。这非常棒！

原来如此

成为你自己的"下丘脑"！你能够根据自己的需求使用生物同质性激素。在压力较大的时期，你可能需要补充更多的生物同质性激素；而在较为轻松的日子，你可以少补充一点儿。随着时间流逝，你会越来越了解自己的需求！

我们女性其实一直在给自己"开"药吃。我们如果觉得避孕药对我们没有好处，就会停药。那些曾经服用过激素药片的女性，感觉不好的时候也会尝试停药。但是，她们没有向医生咨询就停止服用避孕药或其他药物，往往会感到良心不安，甚至会收到医生的警告。这在应用生物同质性激素的治疗中是不可能发生的。若有几天你忘记了补充激素，身体会提醒你。即使身体没有感到异常，你也至少应该尽快恢复用药，以免激素水平下降太多。如果你调整得很好，那么身体对激素的需求可能会有变化，这取决于你当下的情况——在度假时，你对激素的需求可能比平时少；在圣诞节前，你对激素的需求可能比平时多。

激素调节问与答

（1）我需要自己调节剂量吗？如果我做错了，该怎么办？

只要你的使用剂量在一定的范围内，你就不太可能出错，至少不可能出大错。生物同质性激素类药物有推荐的最大和最小剂量，比如每天涂抹雌二醇凝胶的量最多是 5 次的剂量（虽然我并非对所有情况都了解，但是大多数人的用量比推荐的最大剂量小得多）。此外，激素系统对处于高位的激素值的变化不那么敏感。如果你血液中的雌二醇的值为 15 pg/ml（55 pmol/L），你通过涂抹凝胶，使数值变为 30 pg/ml（110 pmol/L），那么你会感觉良好。但如果你的雌二醇的值较高（这可能是因为你的卵巢会在绝经数年后短暂"爆发"），为 150 pg/ml（549 pmol/L），而你通过用药将数值提高到 170 pg/ml（622 pmol/L），你可能感觉不到什么差别。

你如果在服用了 100 mg 孕激素后仍然无法入睡，可以尝试将剂量加大到 200 mg。你如果有疑虑，可以抽血检测各项激素水平。

（2）救命，我还是很怕使用激素！

摆脱恐惧是件非常困难的事情，尤其是已经有近亲因乳腺癌离世时。我很清楚这种感受。多年的妇科肿瘤学学习让我对乳腺癌这种疾病的严重程度有充分的认识。尽管如此，我还是要再次强调：天然激素不会诱发乳腺癌。天然激素和乳腺癌之间并不存在吸烟和肺癌那样的因果关系。

然而，如果肿瘤细胞中存在可以与激素相结合的受体，那么肿瘤确实会在激素的影响下生长得更快，这种肿瘤被称为激素受体阳性肿瘤。因为乳腺中大量存在可以与雌激素相结合的受体，因此激素受体阳性乳腺癌是乳腺癌中比较常见的类型。由正常乳腺细胞变异而成的癌细胞表面依旧保留受体特征，就像《星际迷航》中的博格人一样，虽然表面还有人类的特征，实际上已经发生了变异。激素受体阳性肿瘤是最好治疗的，因为可以通过受体识别肿瘤并进行内分泌治疗。而激素受体阴性肿瘤与初始形态非常不同，无法通过受体识别，治疗难度较大。

真正会助长乳腺癌的激素是"僵尸孕激素"。尽管我告诉你这么多，你可能依旧会感到害怕。当然，就算使用生物同质性激素，你还是有可能患上乳腺癌。就像你在绝经前期和绝经后不使用任何激素，也有可能患上乳腺癌一样，风险是一直存在的。但是，无论是否使用激素替代疗法，患乳腺癌的风险差别不大，因为其他因素对乳腺癌患病风险的影响更大。尽管如此，很多女性还是每晚坐在电脑前，查找支持和反对激素的文章。她们既觉得激素可能是有好处的，又担心难以找到适合自己的个性化解决方案。

（3）为什么所有激素制剂的说明书上都对有患癌风险做出了警告？

制药公司每三年更新一次说明书。所有的新知识在被真正投入应用和写进说明书之前都需要时间。尽管如此，制药公司还是会把风险写得严重一些，就算他们知道那种情况出现的概率相当小。这是制药公司的一种自保行为。他们这样做是因为他们知道，一旦发生纠纷，无论最后结果如何，他们都要花费高额的律师费。

就在我写这一段文字的时候，我发现一款我常开的阴道乳霜的说明书上写着，这种乳霜不能连续使用 4 周以上。但是，这种药物在 3 周之后才开始发挥最大效力！我想再强调一遍，说明书上的这类警告使得愿意专门研究更年期和生物同质性激素的医生越来越少。同患者解释说明书上的用法为什么跟实际用法不一样实在太费口舌，这会使医生本来就非常繁重的问诊工作难以为继。我的很多同事已经屈服于说明书，并用"更年期不是病，你要挺过去"这样的谎话来哄骗他们的病人！

（4）为什么对人工合成激素的研究这么多，而对生物同质性激素的研究这么少？

制药公司在关键领域投入巨大。收回投入成本的最好方式就是将研发出来的药物投入市场，10 年的专利保护期可以让制药公司的某种药物在市场上占据垄断地位。只有保持高药价，制药公司才能获得巨大的经济效益。10 年后，专利到期，其他公司才可以生产这种药物，使药价降低。

因此，只有制药公司有机会收回成本并获利，相关研究对他们来说才是有价值的。但是，天然物质是不能申请专利的。因此，制药行业认为在此领域的大规模研究是不划算的。

有关生物同质性激素的大型研究多来自欧洲，因为欧洲比美国开出的这类处方更多，患者每个月在这方面的花费可达 400 美元（约 2700 元人民币）。

（5）我同时使用生物同质性激素和甲状腺激素，这样会有问题吗？

没有问题。所有的激素都是朋友，甲状腺激素和女性激素能够非常融洽地相处。

（6）妇科医生建议我 7 年后停止补充激素，但是我感觉很好，而且没有其他疾病，他为什么要这样建议？

并非所有的妇科医生都对生物同质性激素有深入研究，因此一些医生更愿意遵循老旧的规则，即激素替代治疗应该在开始 7 年后结束。

德国更年期协会、英国更年期协会和北美更年期协会的建议很明确：你如果调整得很好，而且没有其他的健康问题，可以继续使用激素。

（7）我的妇科医生曾陪我度过怀孕的阶段，但我觉得她没有认真对待我现在的症状。我是否应该换医生？

很多妇科医生只对某些特定的领域（比如产前诊断、乳房超声或手术）感兴趣。这其实是件好事！正如有专门剪发的理发师，也有专门烫发的理发师，妇科医生也有他们专攻的重点领域。如果你的妇科医生对生物同质性激素不太熟悉，可以直接让她给你推荐这个领域的专家，或者在网上搜索哪位医生对此比较有经验。为了找到合适的医生，你可能需要驱车 100 千米甚至更远。但是，为了健康考虑，这样做是值得的。就像你需要在青春期和妊娠期寻找合适的医生一样，你也需要在更年期为自己找到合适的医生，让他为你提供必要的帮助。

（8）我的朋友从她的治疗师那里拿到了 Rimkus 胶囊。那是什么？

Rimkus 是德国市场上的首款生物同质性激素。如今，我们可以在德国所有药店买到它。这款药物是以发明者福尔克尔·里姆库斯（Volker Rimkus）博士的名字命名的。他根据从患者血液或唾液中检测的激素水平，制作含有雌激素和孕激素的特殊胶囊。这种个性化药物替代了早年流行的"一刀切"的人工激素药片，令人耳目一新。典型的 Rimkus 胶囊根据患者自身的情况确定雌二醇和孕激素的剂量。

我本人是不会开 Rimkus 胶囊的，因为我想给患者每天调整剂量的机会，比如早上按照实际情况涂抹雌激素凝胶，晚上使用孕激素。

有的患者在服用这种胶囊后的第二天早上感觉过于疲惫，于是不再继续服药。但由于饱受折磨，他们最终还是来找我了。此外，Rimkus 胶囊不受制药标准的约束，因为它是单独配制的，不像一般的药剂是批量生产的。这意味着生产过程中可能存在一定的误差。这在日常的使用中可能没什么大碍，但也可能因为患者个体差异而导致不适。另外，在德国，Rimkus 胶囊无法通过医保报销，而一般药房售卖的常规制剂则可以通过医保报销（这意味着你不用自己支付这部分费用）。

老实说，如果是治疗师而非妇科医生开的处方，我会对其有所顾虑。只有训练有素的妇科医生才能准确观察阴道黏膜和尿道口的状态，从而判断患者是否缺乏雌激素。乳房的状况也能告诉医生一些有关激素水平的信息。此外，在使用激素治疗期间，必须多次对子宫内膜进行超声检查。治疗师是无法做到这一点的，不熟悉妇科的医生也可能会误判。当然，很多其他科室的医生和治疗师十分严谨，但他们最好还是和妇科医生一起合作，这样才可以给患者提供全面的治疗。在这种情况下，患者必须反复进行血液检测和其他检查，密切监测症状，并且在擅长使用生物同质性激素治疗的妇科医生那里进行常规的妇科检查。

（9）我用生物同质性激素进行治疗，一年后又开始

来月经了。这是正常的吗？我妈妈曾经因为大量出血而不得不摘除子宫。我很担心我也会这样。

如果你的上次月经是一年前来的，那么你已经绝经了，不应该再流血。然而，子宫内膜可能会随着时间的推移堆积，但只到现在才脱落。这不是通常意义上的月经。你不能再怀孕了。理想情况下，由于雌激素和孕激素保持平衡，子宫内应该没有黏膜形成。如果突然流血让你措手不及，你可以去妇科进行超声检查。如果你的子宫内膜过多，你可以先尝试停止使用激素，看看是否还出血。如果停用激素没有效果，你可以更进一步，尝试用甲羟孕酮（也就是前面说的"僵尸孕激素"）使子宫流血：这是一种有超能力的孕激素，就像孕激素中的"绿巨人"，可以使黏膜从子宫内壁脱落，之后出现撤退性出血，最终彻底止血。甲羟孕酮的止血效果通常很好，但如果出血依旧没有停止，就要刮宫了。不过，如果你流血的时间过长，或者子宫内膜在超声图像中看起来有异常，那么应该直接刮宫。

有些使用激素疗法的治疗师推测意外出血可能是由于卵巢作为一个器官被唤醒，再次擦出了一些"火花"。这种想法并非毫无道理：很多高龄女性还会出现潮热或乳房胀痛，这是"退休"后的卵巢发来的"问候"。

（10）通过唾液和血液测出的激素值，哪个更准确？

对于这个问题，学界存在不同意见。就像手机用户中有"IOS派"和"安卓派"一样，有些医生只用唾液检测激素值，而有的医生只用血液检测激素值。"唾液派"认为，用唾液测出的是真正的、无杂质的激素的值；其反对者则认为用唾液测出的激素值是波动不定的。如果通过唾液来检测激素情况，患者需要在早上起床后将唾液吐进 3 个试管，然后将其打包送到实验室。这两种方式我都用过，我认为血液检测更有优势——迅速，且患者不需要在家中进行操作。这是一个见仁见智的问题，不过我认为这两种方式都没有什么根本性错误。

（11）我在更年期没有任何症状，还需要检测激素水平吗？

有些女性在绝经前期或绝经后没有任何症状。她们通常比较丰满，而脂肪组织能够产生足够的雌激素。我通常建议这样的女性进行血液检测，看是否存在激素缺乏的问题，以便根据个人情况进行补充。哪怕你没有症状，我还是建议你最好补充不足的激素，以免长期处于激素缺乏的状态。即便我们双方都确定你不缺乏激素，你也要意识到，检测结果只能代表抽血那一瞬间的激素水平：你应该每年检测一次，看看激素水平是否有变化。

（12）我的微粉化黄体酮包装上写着，该药物只适合未切除子宫的女性。我已经切除了子宫，可妇科医生因为我失眠给我开了这种药。我要停药吗？

放轻松。我认为药品说明书上的说法略微严重了。很多人认为，黄体酮的唯一任务是减缓雌激素对子宫内膜的影响。毫无疑问这种认知是错误的，忽视了黄体酮在身体其他部分发挥的作用。正是因为有那样的认知，他们得出的结论是：没有子宫，黄体酮就没有靶器官。

（13）当妇科医生向我解释我的情况时，我确定我想使用生物同质性激素。但是药剂师的话让我很害怕。他告诉我，医生给我开的是合成激素，不是生物同质性激素。我应该相信谁呢？

药剂师有责任就他们所配的药为患者讲解相关知识，对患者进行医学教育。这不仅使得患者需要和药剂师在药房柜台前进行长时间的讨论（药剂师对此也不满意），还要求药剂师严格按照说明书来宣讲。毕竟，药剂师不是医生，当然更不是妇科医生，所以他缺乏治疗经验。

如果你的妇科医生以我介绍的方式开了雌二醇和黄体酮，你可以认为它们是生物同质性激素。它们当然是合成激素，因为它们是在实验室合成的，即从薯蓣皂苷元中提取的，而不是单纯由含薯蓣皂苷元的植物的汁液制成的。

如果制剂的有效成分只是简单地标注为"雌激素"，那就是另一回事了，哪怕说明书上写的是"内源性雌激素"。制药公司很聪明，将马的内源性雌激素添加到许多"僵尸孕激素"和混合制剂中。对，它确实是身体里本就有的激素——但是是谁的身体里？是人类的还是动物的？说明书上就没有具体说明了。而如果说明书上写着"雌二醇"，相信我，那里面的就是雌二醇。

（14）出于健康原因，我不能服用激素，我还有什么能做的吗？

　　并非每位女性都能系统地进行激素替代治疗。任何患过激素依赖性癌症的人都不应该使用激素。此外，携带 BRCA-1 和 BRCA-2 基因（可诱发乳腺癌和卵巢癌）的人都必须在使用激素前仔细权衡。安吉丽娜·朱莉（Angelina Jolie）就携带 BRCA-1 基因。出于预防考虑，她在 37 岁时切除了乳腺，并在 39 岁时切除了卵巢。我个人猜测，她可能正在使用生物同质性激素进行治疗并定期做检查。否则，一位女演员年纪轻轻就切除乳腺和卵巢，这在医学上是不合理的。如果没有进行激素替代治疗，她不会看上去如此神采奕奕，并且在照顾六个孩子的同时兼顾好自己的事业。此外，她和布拉德·皮特（Brad Pitt）分手了。这听起来的确像你在更年期没有兴趣再忍受过去的糟心事时会做的事情。当然，这是题外话。

　　有深静脉血栓、肺栓塞、脑卒中或心肌梗死病史的女性可能需要进行权衡。如果通过皮肤给药，出现血栓的风险不会提高。如果卵巢仍在行使它的职责，那么即使发生脑卒中，你也不用考虑手术切除卵巢。这要具体情况具体分析。如果出现症状，相比什么都不做，我宁愿选择激素替代治疗。但是，正如我所说的，这是你自己必须做的选择。

　　每个女性都应该使用用于阴道的雌三醇软膏——是的，即便是患有乳腺癌的女性。我是认真的。如果不这样做，膀胱和阴道会因为缺乏激素而让女性受到无休止的痛苦。有一些含有雌三醇和乳酸杆菌的阴道栓剂也可以每天使用，不会出什么问题。下面，我们将了解不使用激素的替代疗法。我会告诉你哪些有效，哪些无效。

医生视角：你的其他选择

整合医学将人作为一个整体进行治疗。在很多情况下，特别是在替代医学中，这指的是激活人体的自愈力。这种治疗原则在人类诞生之初就已经存在，因为人们总是在试图用能够利用的一切手段来消除疾病。如今，有很多的非药物治疗方法，而试图弄清楚这些方法究竟应该如何应用时，人们通常感到很困惑。

原来如此

我知道我已经说过了，但我还是要强调：不使用激素的疗法只能缓解潮热，但是永远也无法取代激素替代疗法。这意味着即使你的症状有所缓解，也只是你身体发出的警报消失了，而患骨质疏松症、患冠心病、抑郁、阴道或尿道不适的风险依然存在。

除了激素替代疗法，没有其他方法能够改善全身性激素缺乏问题，你必须知道这一点。我认为这非常重要，所以我必须不断强调：除了雌激素，没有任何东西（对，没有任何东西）能和嗷嗷待哺的雌激素受体亲密结合。只有生物同质性激素才能弥补激素的缺口，防止具有破坏性的后果出现。然而，也有一些替代疗法可以缓解症状，或者预防激素缺乏引发的并发症。

这些替代疗法大致可分为四类：

1. 局部疗法；

2. 心身综合疗法；

3. 植物制剂疗法；

4. 其他替代疗法。

（1）局部疗法

我将所有在身体局部（如皮肤、黏膜或者其他组织或器官）发挥效果以缓解症状的方法都归于此类。

补充乳酸杆菌

阴道需要乳酸杆菌抵挡来自肠道和外界的细菌，如大肠杆菌或肠球菌。这些"敌对势力"在阴道中以小族群形式生活，它们一直在等待乳酸杆菌减少，好趁机抢夺统治地位。乳酸杆菌的存在依赖阴道中的雌激素状态。在长期的激素缺乏和阴道萎缩的情况下，乳酸杆菌会消失。

因此，有必要补充乳酸杆菌以保持其在阴道中的数量。补充乳酸杆菌最简单的方法是在药房购买乳酸杆菌制剂。含有少量雌三醇的栓剂就很好，这样乳酸杆菌就可以获得它们每日所需的雌三醇了。我们知道，你即使患有乳腺癌，也可以在局部使用雌三醇，因为雌三醇不会进入血液。

二氧化碳激光治疗

我在介绍萎缩性阴道炎的章节中提到过，在保持阴道健康方面，我是二氧化碳激光治疗的忠实拥护者。这是一种相对较新的治疗方法，使用该方法治疗时，阴道皮肤会受到二氧化碳激光束的"扫射"。激光束可以激活表层皮肤细胞。每次治疗时间为5~10分钟，患者几乎无痛感，需要每4~6周进行至少3次治疗（最多5次）。负责保持阴道湿润的细胞因为缺乏激素处于休眠状态，而在治疗中它们会被激光束唤醒。这些被称为"成纤维细胞"的细胞复工，开始产生透明质酸。此外，激光的刺激还会使弹性纤维再次形成，进而使阴道重新变得有弹性。

在缺乏激素的情况下，阴道口会变得僵硬，导致在性唤醒时无法自如伸缩；任何会阴切口的瘢痕都会出现非常剧烈的疼痛；阴道的湿润度会随着时间的推移而降低，导致阴道灼热、瘙痒和白带增多。

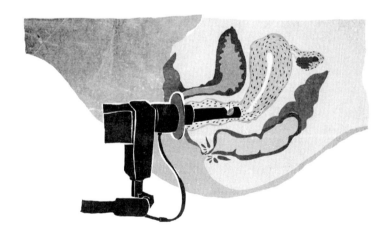

大家不要被激光治疗的高科技外表迷惑了：它的原理没有什么新鲜的，仍是利用激光束形成能量可控的点状损伤，从而触发细胞的自我修复。阴道黏膜将获得新生，阴道湿润度、弹性和胶原蛋白含量都会有所提升；局部会新生小血管，血液循环得以改善。

研究显示，二氧化碳激光治疗和雌三醇搭配使用效果最好。即使没有雌三醇，二氧化碳激光治疗的效果也非常显著。可以说，治疗后，阴道可以恢复到5~10年前的状态。几乎所有的女性都能从中受益，而且这种治疗几乎没有副作用。我已经用二氧化碳激光治疗帮助了很多患者，其中包括那些拼命想挽回性生活的女性。很多人在初次问诊时感到绝望，而在第三次复诊后已经可以带着微笑离开，并且由内而外焕发光彩，这让我非常高兴。作为医生，没有什么比自己的工作让患者恢复健康更值得开心的了。

精油芳香疗法

现有研究表明，使用薰衣草精油可以作为治疗失眠和潮热的辅助措施。一项研究称，使用薰衣草精油可以使潮热减轻50%。还有3项研究发现，在减轻潮热和抑郁方面，使用薰衣草精油按摩的效果优于传统按摩。精油芳香疗法通过有针对性地减小压力来激活人体的自我愈合能力。身体中的皮质醇减少，大脑得以放松，这对压力大的女性大有益处。

使用维生素 E

阴道外用维生素 E 在治疗萎缩性阴道炎方面显示出良好的效

果。它具有抗氧化作用，对一切炎症甚至轻微的阴道撕裂疼痛都有疗效。此外，口服维生素 E 也很有效：相比安慰剂组的受试者，每天口服 400 IU 维生素 E 的女性的潮热症状在 4 周后平均少出现了 2 次。[54]

无效的治疗方法

阴道保湿霜和含有矿物油的油性软膏对萎缩性阴道炎基本没什么效果，而且肯定治不好病。当然，具有舒缓作用的乳霜可以让你镇静，但不能解决问题，因为它们不是药物。太多的女性被告知，她们只需要用阴道保湿霜来护理阴道即可，就像护理粗糙的肘部和膝盖一样。但这绝不足以治疗萎缩性阴道炎或反复发生的阴道感染，也不能预防尿失禁。但是，遗憾的是，媒体利用了人们对激素的恐惧，在电视和女性杂志上大肆宣扬阴道保湿霜的功效。虽然我很高兴人们敢于在媒体上讨论这个问题，但是我们需要正确看待这些保湿霜的作用。健康的阴道根本不需要任何来自外部的滋养，而且众所周知，过度护理只会适得其反。这让我质疑阴道保湿霜是否真的有用。根据我的临床经验，通常女性因分泌物出现而伴随灼烧感时或性交疼痛时会使用这些保湿霜。但是，她们真正需要的是有针对性的治疗，而非护理。

（2）心身综合疗法

瑜伽

如果你在寻找身心一体化的治疗方法，瑜伽是不能不提的。很多研究表明，瑜伽对压力管理和消除睡眠障碍很有效，而且能提高生活质量。

巴西人黛娜·罗德里格斯（Dinah Rodrigues）甚至发明了"激素瑜伽"。这位瑜伽老师观察到她的学生的激素状态有所改善，甚至声称其生育能力也提高了。她还声称，经常练习瑜伽会让血液中雌激素的值翻倍。罗德里格斯女士已经快100岁了，她看起来状态好极了，非常有活力。

听起来真不错。但是，如果有人宣称单靠"激素瑜伽"就能解决激素的问题，那我还是得当一回扫兴的人。它不能。首先，雌二醇水平出现轻微波动是很正常的，尤其是在人们尝试新的运动项目时。即使雌二醇的值翻了一番，从15 pg/ml（55 pmol/L）增大到30 pg/ml（110 pmol/L），甚至增大为原来的3倍，达到45 pg/ml（165 pmol/L），这与达到治疗效果的值依然相差

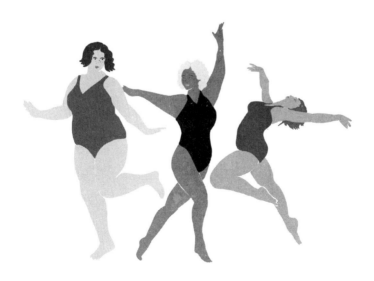

医生视角：你的其他选择

甚远。此外，这种情况是在科学上被称为"案例观察"的例子，即只是个例。如果没有以科学的方式运用一定的纳入和排除标准筛选出同质化的患者群体，而只是以非结构化的方式观察和报告，那么这就只是带有个人解释的主观观察。

我的结论是：做瑜伽，没问题！但是，请将它作为整体解决方案的一部分，而非所有问题的唯一解决方案。

正念减压疗法

这种方法是冥想、呼吸练习和瑜伽练习的结合，其中接受和正念是重点。通过正念的方式，你将学会在引导式冥想中观察事物，而非评价它们。正念让你学会在面临压力时活在当下。研究显示，通过正念，患者的睡眠质量有所提高，但是其更年期的症状实际上并未得到缓解。有些引导式冥想和练习要求人们学会忍受症状，有些甚至还让女性彻底接受不适感——不要因为凌晨 4 点醒来、再也睡不着而感到焦虑，你应该认识它并接受它，而不要评价它。当然，达到这种境界需要练习和专业支持。

催眠 / 行为疗法

催眠通过让人深度放松和暗示来发挥作用，并在一些研究中显示出令人印象深刻的效果——使潮热减少 74%，睡眠障碍得到改善。[55] 在催眠中，患者脑海中存储的关于更年期及相关症状的图像被积极的图像取代。可以说，患者的大脑被重新"编程"了。催眠疗法在德国不常见，不过它是被北美更年期协会推荐的一种低风险治疗方法。

行为疗法是一种心理治疗方法，由受过专门训练的行为治疗师实行，通常只持续一段时间。这种疗法让患者通过谈话来学习行为，以便更好地应对更年期的症状。治疗内容包括呼吸练习或者共同制订行为策略，让患者更好地应对潮热和睡眠不足带来的问题。

（3）植物制剂疗法

我试着总结目前市面上的植物制剂种类，并且通过查询文献得知哪些产品是有可靠数据支持的，哪些是不值得花钱的。在这里，我将把这些都告诉你。

我还要告诉你的是，使用植物制剂也要关注其副作用，因为即便天然的物质也有副作用（想想你喝醉后会发生什么——酒精可是世界上最古老的天然物质之一）。

使用升麻（黑升麻）

升麻是一种常见的草药，通常被认为是缓解更年期症状的"温和药物"。据说这种草药能够刺激雌激素受体（尽管如此，它仍不属于植物雌激素，这一点我们后面再说）。

研究显示，升麻对潮热、性欲减退、萎缩性阴道炎的治疗效果不佳，对骨骼健康的维护和对生活质量的改善效果也不佳。据我所知，在实践中很少有患者对升麻耐受，可能 20 个患者中只有 1 个感觉良好。

然而，对含有升麻和贯叶连翘（圣约翰草）的制剂的其他研究发现，患者服用这种制剂后更年期症状和抑郁均有所缓解，但是尚不清楚这是升麻和贯叶连翘共同发挥的作用，还是贯叶连翘在发挥主要作用。

此外，升麻会刺激子宫内膜。它可能有与雌激素相似的作用，但作用非常微弱，无法从根本上缓解更年期的症状。此外，升麻还可能引发胃肠不适、过敏性皮疹和急性肝炎。

使用植物雌激素

我曾以为植物雌激素包括所有植物性制剂，但我发现我错了。植物雌激素指的是从植物中提取的具有弱雌激素作用的化合物，其活性不是来自整株植物，而是来自从植物中提取的某种成分。最知名的含植物雌激素的植物包括大豆、红三叶草、亚麻籽和啤酒花。从大豆和红三叶草中可提取出与雌激素作用相似的异黄酮。从亚麻籽中可提取出木脂素，从啤酒花中可提取出一种名为"8-异戊烯基柚皮素"（8-PN）的物质。8-PN其实是效果很强的雌激素（这就是喜欢喝啤酒的男人胸部会变大的原因）。

有关植物雌激素的研究很多，遗憾的是我无法将它们全部拿出来进行比较，因此难以获得可靠的信息。有些研究称植物雌激素能使潮热明显减少，有些研究则称它们并不比安慰剂有效。一直有传闻称，因为亚洲女性吃了很多大豆，所以她们在更年期没有太明显的症状。其实两者关系并不大。事实是，出于文化原因，亚洲女性很少谈论自己的不适。如果生病了，她们会首选传统医学。

使用花粉提取物

在斯堪的纳维亚半岛，有一种花粉提取物很受欢迎，据说对激素受体没有类似于雌激素的作用，因此患乳腺癌的女性也可以使用。在德国，这种提取物叫Sérélys。研究显示，女性在使用这种产品 12 周内，潮热减少了 23%~27%。此外，在精力、情绪和生活质量方面，这种产品的效果略好于安慰剂。[56]

使用月见草油

月见草油在美国非常受欢迎。很多研究表明，月见草油对降低潮热发生的频率和强度有作用，但是作用有限。6 周后，安慰剂组的潮热减少 32%，强度降低 32%，月见草油组的潮热减少 39%，强度降低 42%。这些研究的结论都与女性杂志所宣称的"温和、安全有效"并不相符。我很清楚，公开反对天然草药并不符合潮流，但是我要说出真相，用草药治疗严重更年期症状就像用浇灌草坪的水管里的水去扑灭大火一样。如果你的闺蜜服用了草药，并且告诉你它很有疗效，这很好。但是，首先，草药不一定适合你。其次，即使植物制剂对更年期症状有些帮助，但据我所知，其效果只是暂时的，不是永久的。

真相炸弹
有关植物的惊人真相

大部分植物制剂在对抗潮热方面表现不佳，通常不比安慰剂好多少。它们在应对激素缺乏及其带来的后果方面更是毫无建树！

（4）其他替代疗法

其他替代疗法包括顺势疗法、针灸和除针灸以外的传统东方医疗方法。它们很难用常规医学所运用的循证医学进行验证和研究，因为如我们所见，它们高度个性化，针对的不是单个症状，而是完整的人体。

以顺势疗法为例，在患者所有的身体症状（真的是所有症状）都被记录下来后，治疗师会结合患者的情况确定一个整体方案。比如一位女性只在晚上出现潮热，嘴里发酸，手心出汗，那么她的治疗方案肯定和在白天潮热的女性不同。

在印度进行的一项研究中，顺势疗法在治疗更年期症状方面效果良好，对潮热、睡眠质量不佳、焦虑、抑郁等产生了积极的影响。[57] 但是，我们也要知道，和很多研究一样，这是一项在没有对照组的情况下进行的研究。其他研究则表明顺势疗法效果不佳。总体来说，很多研究只针对少数患者，很难进行相互比较。与对生物同质性激素一样，没有人想为大规模研究和复杂的研究设计付费——大型制药公司对此肯定不感兴趣！

顺势疗法使用的物质来自乌贼、蝮蛇、牡蛎壳、石松和硫黄等。在所有不使用激素的治疗方法中，顺势疗法似乎是最有效的。据我了解，接受这种治疗的患者满意程度最高。我建议患者找专门研究更年期和顺势疗法的治疗师，要么将这种治疗作为生物同质性激素治疗的补充，要么借助它在你完全不想服用激素的时候减轻症状。

一些研究证明针灸和中草药对更年期症状有很大的缓解作用。就我个人而言，我认为每个人都是不同的，针灸和其他东方医疗方法确实可以让我们中的一些人获益。在充分觉知自己的需求后，我们可以根据自己的身体情况，去选择适合自己的治疗方法。

我还想说，"安慰剂博士"是位好医生

我是认真的，没开玩笑。安慰剂在常规医学中是有效的，安慰剂效应真的存在，我们应该认真对待安慰剂。不过，常规医学是"男性化"的，由男性主导，因此医生受到的教导是，要对安慰剂效应嗤之以鼻。但是，你如果摆正心态，就明白安慰剂是治疗的重要组成部分。也就是说，你如果发自内心地相信一切都会好起来，你走在了正确的路上，那么这也是一种治疗。在医疗层面，这意味着给患者一个温暖的拥抱，倾听她的意见，给她提供解决方案，在她身上花时间。对我来说，这是医学中更加"女性化"的部分。并不是说女医生比男医生好（当然不是），而是说大自然的真正力量是令万物成长和丰富的力量。医生并不总是能做到这一点——男性的特性是节省时间和高效工作，而且我们也不希望其他患者在候诊室里等待 5 小时。安慰剂可以用"信任"一词来替代，它在任何治疗过程中都可以发挥巨大作用。

第六章
让妇科医生成为救火队员

在这一章中，我要讲的是在更年期第二重要的人物——你的妇科医生。从现在开始，如何选择这个对你有特殊意义的人非常重要，他就跟你在青春期和妊娠期选择的妇科医生一样重要。你需要慎重地做出这个决定——找一位医生伙伴陪伴你度过这个特殊的时期。

如何选择妇科医生

并非所有的妇科医生都擅长解决更年期问题，因为他们没有接受过相关培训。真的没有。

在住院医师培训结束之后，医学生会选择自己感兴趣的领域接受亚学科培训。之后，一些人成为乳腺超声和乳房活检方面的专家，一些人则成为孕检方面的专家。这很正常，因为没有人能擅长一切。许多在私立医院执业的妇科医生是多面手，什么方面都擅长。这对于支持你度过更年期是足够的。但是，你也要记住：更年期是一段重要而漫长的旅程，其中有一个黄金窗口期，你有机会让自己以最佳的方式免受后来可能出现的疾病的侵害。医疗支持的目标是让你保持健康快乐，能够追逐自己的梦想，能够自如地谈论在一夜之间出现的任何奇怪的症状。

如果你的妇科医生是一位多面手，你希望是他来伴随你走过更年期的旅程，那就请他帮你确定你的激素水平。为了确定让你感觉良好的激素水平区间，检测激素水平的最佳时期是生理周期的第 5~7 天，此时你的激素状态最佳。你如果不再来月经了，也请做一下血液检测，这样有助于医生确定当下处于周期中的哪个阶段。血液检测的费用可能不能报销，所以请事先进行询问。

如果你使用的是生物同质性激素，请每 3 个月做一次血液检测，并观察自己的感受。特别是在刚开始使用的时候，你可能需要频繁地进行调整。在围绝经期激素水平会波动，需求出现变化是很正常的。请定期进行妇科检查，让医生告诉你你的阴道口看起来如何，是否需要局部涂抹雌三醇。妇科医生早在你注意到这些变化前就能观察到了！

听上去，你有好多事要做，要去好多次医院，但是事情会变得越来越顺的。随着时间的推移，你会明白自己为什么有这样的感觉。在与医生简短地谈话后，你更明白应该如何调整剂量。你会知道，你如果出汗更多，就要增大雌激素凝胶的剂量；如果性欲减退，则是因为睾酮水平过低……有了这些知识，每次问诊（如果有必要，且双方都希望的话）可以限制在 10 分钟内，这对医生、候诊室里坐满的患者和你都有好处。如果你预算有限，那么掌握知识就显得尤为重要。此外，治疗围绝经期症状的药物在医学界越来越受欢迎，只要患者消息灵通，问诊就会更高效。

原来如此

你如果遇到以下这些情况，请去寻找新的妇科医生。

即使你自己承担费用，他也拒绝帮你确定你的激素情况。

他试图让你认为性欲不再重要，人上了年纪应该关注其他事情，并且鄙视你对性的正常需要。

他试图给你开"僵尸孕激素"，而非经皮外用的雌二醇和微粉化孕激素。

他拒绝给你开睾酮凝胶，即使你告诉他，你知道自己使用睾酮凝胶属于超适应证应用。

尽管没有任何让你信服的理由，你也状态良好，他仍旧想让你在使用激素 5~7 年后停止使用激素（他可能会引用"僵尸孕激素"的研究结果来说服你）。

他坚持认为你需要买激素乳霜。

他总是用"更年期不是病""你必须挺过去""这是变老的一部分"之类的说法来敷衍你。

当你有关节问题、抑郁、心悸或睡眠障碍，他在不检测激素水平的情况下就让你去别的科室问诊。

当你有严重的症状，他在没有足以说服你的理由的情况下，直接建议你服用植物制剂，而非生物同质性激素。

如何选择妇科医生

当你有萎缩性阴道炎、烧灼感或瘙痒等疾病或症状，他只给你开凡士林。

上面所说的种种情况都不是我编造的，而是我的患者向我讲述的、她们在看病过程中的实际经历。对我来说，我有必要告诉你真正可靠的治疗过程（即使冒着受到同行抨击的风险）。

整个治疗过程是这样的。

1. 采血以确定雌二醇、孕激素、游离睾酮、促卵泡激素的水平。可能还需要确定性激素结合球蛋白（SHBG，一种结合睾酮的蛋白质）的水平，这样有助于确定游离睾酮的量，从而确定可用睾酮的量。

2. 根据需要，开始使用生物同质性激素。

3. 在 6~8 周内进行复诊，确认激素状态，并在必要时进行调整。

4. 起初每 3 个月调整一次。

5. 每年进行 1~2 次全面体检，包括阴道和乳腺超声检查。

6. 如果一切正常，每 6 个月检测一次激素水平。

其他检查

癌症筛查

德国法定的癌症筛查包括用于早期发现宫颈癌的宫颈涂片检查，以及骨盆和乳房的触诊。从 55 岁左右开始，还应进行粪便检查，以便及早发现便血。

宫颈涂片检查可以检测宫颈细胞的变化。出现异常细胞是癌前病变的表现之一。你如果在早期发现宫颈癌，便可以相对简单地进行治疗。从35岁开始，你还可以用宫颈拭子来确定是否感染了人乳头瘤病毒（HPV）。这种病毒只能通过性传播（不会通过上厕所、洗桑拿或游泳等途径传播；可能可以通过性爱玩具传播，但这也属于性传播的范畴）。感染HPV后不会出现任何症状，在90%的情况下，你甚至不知道自己已经被感染。HPV病毒刺激细胞，使涂片结果向不好的方向发展。这种病毒可能是引发宫颈癌的唯一罪魁祸首。

如果你的HPV检测结果呈阳性，而且涂片显示细胞轻微的变异，根据变异的严重程度，你需要在3~6个月后复诊；如果你的HPV检测结果呈阴性，涂片结果也显示正常，则从35岁起，每3年进行一次宫颈涂片检查。但是请注意，这不意味着你每3年才去一次妇科，因为乳腺和盆腔器官的检查应该每年进行一次！

盆腔器官超声检查

经阴道超声检查应该作为常规随诊项目，可以检查卵巢和子宫状况（尤其是判断子宫内膜是否过厚）。如果你正在使用激素，你体内的雌二醇和孕激素可能并不平衡，在它们的影响下你的子宫内可能会逐渐形成一层内膜，最终导致出血。如果在绝经数年后再次出血，你需要检查，看看是因为过多的子宫内膜堆积，还

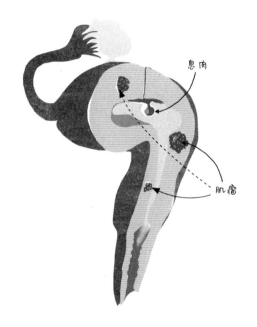

息肉

肌瘤

是有其他原因。其他可能的原因多为良性子宫息肉，在极少数情况下是子宫恶性肿瘤。

乳房检查

　　每年你都需要进行一次乳腺检查！当然，你也应该定期自己触摸胸部。但是，根据我的经验，可能只有 10% 的女性有定期自己触摸胸部的习惯，其他人（包括我）只会在想起时才这样做。但是，我们自己触摸可能很快就会放弃，因为我们可能会摸到很多结节却不能分辨好坏。不要放弃！要找到适合自己的节奏。还有月经的人，最好在经期之后触摸，因为那是胸部最柔软的时候。你可以延长两次检查之间的间隔，比如每个季度检查一次。最重要的是，你要了解自己的胸部！

原来如此

如果你还在来月经，但在乳房中摸到了什么东西，你应该等到经期结束后再摸一次。乳房中出现小囊肿是非常常见的现象（几乎 50% 的女性的乳房会时不时出现囊肿，可能她们自己都没有注意）。这些囊肿大多是无害的，通常会在月经结束后消失。如果它们没有消失，你应该去医院做检查！

触摸胸部的最佳方式是什么？把你的胸部想象成时钟，最上方是 12 点的位置。从胸部上方开始，用两根手指交替感受，就像在弹两个琴键一样。你可以从外向内在四个象限依次画圈检查。不要忘记检查腋窝！认真的人还会挤压一下乳头，看看是否有液体流出。就算有液体流出，也不一定意味着出了问题，但请去医院进行确认。

乳腺超声检查

我建议你从 30 岁（最晚从 40 岁）开始定期进行乳腺超声检查，最好每年一次。超声检查可以提前发现许多肉眼看不到的东西，特别是对于摸起来有颗粒感的胸部，通过超声检查可以获得相对清晰的结果。这也是超声检查的优点：好的和坏的可以非常直观地显示，让人知道是需要做些什么，还是放松就好。超声检查是无害的，但是你如果没有医保，那么通常需要自己承担超声检查的全部费用。很多保险公司售卖相关的保险，你可以咨询一下！

乳腺钼靶

在德国，从 50 岁开始，女性被要求每 2 年做一次乳腺钼靶，这是乳腺筛查的一部分。乳腺钼靶是一种乳腺的 X 线摄影检查。在检查中，乳房会像薄饼一样被压在两个盘子形的仪器中间。这可能会引起身体的不适，但检查时间很短。乳腺钼靶作为预防乳腺肿瘤的措施，在你能摸到较小的肿块前就发现它们。其原理是寻找微小钙化灶。腺体组织的钙化可能是早期乳腺癌的症状。钙是一种矿物质，医生很容易通过 X 线影像发现它，通过超声影像则发现不了它。因为乳腺钼靶是乳腺筛查的一部分，所以在德国，女性只要在 50~79 岁，就无须自己支付这项检查的费用。79 岁之后，女性就不再需要做这项检查了，因为乳腺癌的患病风险在 79 岁后会减小。我有时会和我的患者开玩笑说，80 岁时不需要做这项检查是因为"不再值得做了"。

50 岁以下的女性很少做乳腺钼靶，一是因为她们不愿意做，二是因为她们的乳腺组织仍然非常致密。致密的腺体组织在钼靶影像中看起来是白色的，而肿瘤也是白色的，因此在其中寻找肿瘤的难度和在皑皑白雪中搜索 100 米外的北极熊的难度差不多。

即使女性已经超过 50 岁了，乳腺组织可能仍然非常致密，这会导致钼靶影像很难解读。为安全起见，许多放射科医生还是希望患者接受超声检查。因此，如果你的乳腺组织仍然很致密，那么你应该进行的是超声检查，而非乳腺钼靶。

将乳腺钼靶作为一项连续性检查是有争议的。在一项著名的大型研究中，与从未做过乳腺钼靶的女性相比，定期做该项检查的女性患乳腺癌的概率更大。[58] 辐射会导致乳腺受损吗？可能不会。人们推测，这更有可能是因为通过乳腺钼靶能够发现许多小肿瘤，而这些肿瘤大多处于休眠状态，并没有变大的意图。因此，有人推测，许多肿瘤甚至是可以自行消失的。肿瘤会自行消失？如果看这篇文章时我不是坐着的，那我肯定是站不稳了。这与我在学生时期学到的有关肿瘤的一切知识都是相悖的，为我打开了一个新视界，毕竟我们距离完全了解肿瘤和解开谜团还很远。

在德国，被诊断出长了肿瘤的女性中，也有很多人经历了完整的癌症治疗流程：手术、放疗乃至化疗。她们经历了无数不安的夜晚，直至生命的尽头。在此期间，她们还要担忧肿瘤恶化。

当然，这些结论都来自统计数据。有些统计学家将一生中多次被确诊为乳腺癌的患者重复计算了 2 次或 3 次，从而人为地夸大了乳腺钼靶诊断出的真实患者的数量。不过，有一件事是肯定的：从未做过乳腺钼靶的女性并没有比做过这项检查的女性更早死于乳腺癌。

那么，到底应不应该做乳腺钼靶？作为医生，我有义务建议你去做。但是，如果你因为上次做得太疼、胸部非常小或者非常肿、植入了乳房假体等而选择不去做乳腺钼靶，那么这是你自己的决定，我不会多说什么。重要的是，请一定每年做一次乳腺超声检查！

乳腺磁共振成像（MRI）

MRI 是一种非常优雅的乳腺检查方式，不像乳腺钼靶，MRI 可以让患者在无痛的情况下检查两个乳房是否有异常。几乎没有任何东西能逃过 MRI 的"法眼"，这就是它在检查异常方面优于乳腺钼靶和超声检查的原因。由于 MRI 检查结果非常精确，所以它对发现继发性肿瘤非常重要。如果是发现了原发性肿瘤，那就需要靠 MRI 找到尽可能多的转移灶，以便评估和治疗。

MRI 是否是合适的乳腺筛查方式呢？如果你有高危乳腺癌家族史，比如你妈妈在 35 岁时患上了乳腺癌，而且你的外祖母也患有乳腺癌，那么你应该做 MRI；如果你植入了乳房假体，并且想获得比超声图像更清晰的图像，你也可以做 MRI（但是需要自费）。

但如果你想把 MRI 作为常规的筛查方式，我觉得有点儿过头。MRI 费用高，花费时间长，而我们患乳腺癌的风险总体上并不高。如果你没有乳腺癌家族史，那完全没必要做太多次 MRI。

骨密度测量

经常被我们忽视的一件事情是，从 30 岁开始，我们每年都会损失一定的骨质，在更年期后骨质减少的速度会更快。由于缺乏雌激素，身体分解的骨质比生成的骨质多。就像我们在第二部分提到的那样，随着时间的推移，这会导致骨骼变得不再致密，人们称之为骨量减少，它甚至会发展成骨质疏松症。还记得吗？一次跌倒就可能造成骨折，让我们在老年失能。因此，有必要阻止这种情况的发生。但是，即使我们没有跌倒，随着年龄的增长，骨质疏松症也会找上门来。女性在年老时身体开始萎缩，有的人甚至会严重驼背，这是椎体塌陷造成的，通常与外伤无关。骨骼就像废弃的房屋一样倒下，因为基础已经腐朽了。这是令人悲伤的事情，因为它本来可以避免。

因此，最迟应该从绝经期开始定期测量骨密度。如果你的妇科医生没有建议你这样做，请不要感到惊讶，因为这项检查在妇科医生看来不是常规检查，特别是当你看起来不像一位老妪时。毕竟，我们通常把骨量减少或骨质疏松症和 70 岁以上的女性联系在一起，忘记了在早期就要进行骨骼的检测。在德国，骨密度测量是在放射科进行的，只能自费。

结肠镜检查

从女性患者 55 岁开始，妇科医生应该建议她们接受结肠镜检查。也许你的医生会建议你早点儿做此项检查，比如从 50 岁开始；如果你的亲属中有患结肠癌的，一般来说你可能要更早做这项检查。你需要采取如下处理方式：在你的家人确诊年龄的 5 年前，你就应进行结肠镜检查。所以，如果你妈妈在 50 岁的时候被确诊为结肠癌，那么你应该在 45 岁前做一次结肠镜检查。

结肠镜检查是发现和清除结肠癌早期病变的绝佳方法。在症状明显前，结肠癌发展缓慢，安静地作恶，而当症状（主要是便血）出现时则为时已晚，医生只能通过医学手段尽量挽救患者的生命。

许多人不想做结肠镜检查，因为据说这种检查很痛苦，感觉很糟糕。检查前患者必须喝下很难喝的东西才能完全排空肠道。事实上，你要在检查前一天的晚上喝 1~1.5 升液体，这种液体可能会让你想起炎热夏天的湖水。但你其实是能喝下去的，这种液体没有那么难喝，这不至于成为你推迟结肠镜检查的理由。结肠镜检查并不会让你痛苦，因为它是在你全身麻醉的情况下进行的，在此过程中你会沉睡。当你醒来时，一切都结束了。检查结果良好的话，你在未来的 10 年都没必要担心自己患上结肠癌了。

第七章
与火共舞

通过生理年龄来判断一个人是否衰老是对现代人最大的误解之一。我们都见过喜欢听流行音乐、爱穿运动鞋的老年人，也见过才 25 岁但灵魂已老的年轻人。年轻还是年老，不是由我们身份证上的出生日期来定义的，而是由我们散发的活力和拥有的能量来定义的。就我个人而言，当我因为日复一日地做着毫无成就感的工作而感到悲伤、麻木、精疲力竭时，我会觉得自己老了；当我感到快乐的时候，我会觉得自己还年轻。能量不仅决定了我们觉得自己是年轻还是衰老，还决定了我们健康与否。因此，每天结束的时候，我们要做一些能让自己"充电"，而非将"电量"耗尽的事情。下面，让我们一起看看，做些什么能让我们把"电"充满。

健康的四大支柱

在 45~55 岁这段时间，很多事情变得愈发清晰，愈发重要，特别是我们一直都知道的有关健康生活方式的一切——健康饮食、定期锻炼、作息规律。你在 25 岁的时候或许可以随便吃快餐，在 35 岁的时候通宵聚会并且第二天还神采奕奕，但你到 45 岁的时候可能会发现，一切都没那么容易了。宿醉变成巨大的折磨，第二天坐在办公室里的你会后悔为什么前一晚喝了那杯红酒。早上吃太多面包或煎饼会让你肚子长肉，缺乏睡眠会让你变得无精打采。从 50 岁起，你可能对周遭的事情不再那么有耐心，社交活动变成负担，因为你更想待在家里休息，更想多睡会儿觉。你知道运动很重要，但是你常常累得起不来。于是，恶性循环开始了：因为充满挫败感，你需要吃好吃的食物来让自己感觉好一点儿。

现在，你需要优先考虑的是你的健康。你要想感觉良好，就没办法绕开这件事。健康的四大支柱是：

1. 饮食；

2. 运动；

3. 睡眠；

4. 静心。

（1）饮食

我们中的很多人在 40~50 岁的时候会感到困惑：明明没有

改变饮食和运动习惯，体重却莫名其妙地增加了。我在 40 多岁的时候开始重新学习如何调整饮食，找到了适合我的维持体重的方法（有时有效，有时却很糟）。我从一位研究激素的专家的更年期课程中学到了一件很重要的事情：你如果在更年期不想长胖，那就必须少吃；如果 50 岁了你还想减肥，那就必须像苦行僧一样生活。我认为不至于做到这么极端的地步，但是你如果不想长胖，还想长期保持健康，那就必须改变饮食习惯，吃健康的食物。没有其他的方法，你是知道的。

因此，你的营养方案是整个健康计划的中心。你需要有意识地做出决定，从你在超市买什么到你什么时候吃，都要仔细考量。关于饮食法，现在有太多的流派，我不想谈太多，因为我不是这方面的专家，我不能建议你进行定期间歇性断食、素食或原始饮食。每个人都应该找到最适合自己的饮食方式。但是，你需要明确的是，食物绝不是你的敌人，因为它是你身体的燃料。

每天吃面包是不行的！

不过，有几件事我是确定的：糖、面粉和酒一定要尽量少出现在你的餐桌上。这些东西会导致你的胰岛素水平升高，而高胰岛素水平会促使脂肪堆积。糖会滋养癌细胞，还会让你上瘾。面食会在你体内转化成糖，酒精也会转化成糖。但是，你可以偶尔在意大利餐厅点一个比萨犒劳自己，喝一杯质感如同天鹅绒般的红酒，餐后再来一个嵌着新鲜草莓的奶油甜点，这就像在温暖的夜晚享受了一次美好的性爱般让人愉悦。我亲爱的朋友，你应该继续享受这些。我们需要保护让我们感到幸福的小岛，要做到这

健康的四大支柱

些，我们必须在日常的饮食中小心谨慎。这意味着平时我们不再吃那些精致可口的食物，它们会让我们的胰岛素水平升高，让我们感到疲倦和烦躁，让我们肚子很胀，却很快就感觉更饿。

如果我没有在度假，我早餐会吃一个鸡蛋、一个牛油果和一杯加了蓝莓的低脂酸奶，外加一杯燕麦奶。午餐时，我会吃沙拉、鸡肉或奶酪，晚上只吃点儿零食。正如我所说的，这是日常的饮食——晚上有约会、度假、过节、与朋友一起做饭时吃的食物不在此列。

除了上述特殊情况，平时我的盘子里应该只有健康的食物（当然，我并非一直能做到这一点，因为我是个不折不扣的享乐主义者）。

要想保持体重，我们就不能忽视肠道菌群，它们在保持体重中也扮演着重要角色。人们长期忽视了肠道中的这个大家族，我们现在对它们的了解也只是皮毛。肠道中的全部细菌总称为"肠道菌群"，包括多种肠道杆菌。我们知道，有好的细菌，也有不那么好的细菌。好细菌擅长处理简单碳水化合物，能将它们分解，不会让它们直接经过肠壁进入我们的血液循环。如果我们长期食用绿色和红色蔬菜，以及泡菜、酸菜和开菲尔酸奶等发酵食品，好细菌就会在肠道中茁壮成长。这也是大多数吃水果和蔬菜的苗条人士在饱餐一顿后基本不会长胖的原因。因此，我们需要培育和照顾好这些友好的细菌，让它们始终占据优势。

至于那些不那么友好的肠道细菌，它们靠糖和垃圾食品茁壮成长。它们不惜一切代价，想让垃圾进入你的身体。它们会导致肠漏综合征，将有毒物质"走私"到你的血液循环中，夺走你的能量。这些不友好的肠道细菌会让简单碳水化合物进入你的血液循环，而非将它们排出体外。研究发现，肠道内坏细菌占主导地位的人与好细菌占主导地位的人，在面对完全相同的食物时会出现不同的反应——一个人体重增加，另一个人则没有。要想了解肠道菌群，我推荐安妮·弗莱克（Anne Fleck）医生写的书。

我们还要多吃含钙的食物，如酸奶、奶酪等乳制品，以及羽衣甘蓝、杏仁、凤尾鱼等。这些食物都含有大量的钙，对你的骨骼很有好处。你如果觉得仅从饮食中获取钙还不够，那么你应该从 50 岁开始每天服用 500 mg 钙片。

你还需要维生素 D！长期以来，维生素 D 的每日摄入量的标准都被误判了。正如我们现在所知，这个标准更像是在沙地上随便画的一条线，并非基于科学。请每天摄入至少 2000 IU 维生素 D 或者每周摄入至少 20000 IU 维生素 D。这样做可以让你保持骨骼健康，还可以预防普通感冒和流感。

多喝水！

不要低估水的力量！水可是世界上最古老的药物。我们多喝水，更多的毒素就会被排出体外，我们会自然而然地吃得更少，而且吃得更好，从而能更好地维持体重。我们认为自己饿了的时候，其实我们是渴了！我注意到，那些成天在减肥的女性很难喝足够的水。她们很少喝水，有时她们一天的饮水量甚至不超过一杯。她们中的一些人在夏天喝奶茶、苹果汁或柠檬啤酒——这些都富含热量。为了净化身体，我强烈建议你喝普通的水，而非喝苏打水，因为苏打水中的碳酸会让你不断打嗝，这会导致你无法大量摄入水分。我还强烈建议你不喝果汁或软饮料，尤其是后者。软饮料里面全是添加剂，实在是垃圾中的垃圾。偶尔在吃饭时来一杯果汁或者低糖可乐无可厚非，但我认为这是在享受，不算正常的饮水。

我总是会在早上不假思索地喝两大杯水，总共约 500 ml。正午之前我会喝 1.5~2 L 水，这样做的目的是让小便的颜色变淡，呈淡黄色或无色。如果你的尿液总是呈黄色甚至深黄色，就说明你喝的水不够。如果你早晨 7 点起床、吃早饭，上午 10 点了还没去上厕所，那也说明你喝的水不够。

（2）运动

做一些对你身体有益的事情，锻炼身体，越早开始越好。抗阻运动是最好的，无论是在健身器械上运动，还是使用哑铃，或者进行自重运动（比如瑜伽）都很好。运动不仅能让你在大汗淋漓后拥有好身材，感受到如新生般的舒适感，还有助于强化骨骼、增加肌肉和排出毒素。

骨骼和肌肉都是用进废退的——如果不对骨骼施加压力，骨质就会分解得更快，肌肉也会变弱。众所周知，肌肉量减少会使新陈代谢变慢，这会导致更多的脂肪堆积。此外，运动还可以缓解压力，让大脑放松。

相信我，我明白在更年期做运动是多么困难。你昨晚又失眠了，现在外面下着毛毛雨，天色昏暗，你家的孩子到处乱跑，婆婆又骨折了，而你需要处理这一切。每天结束时，你全身上下都感到疼痛，关节像裂开了一样。但是，此时运动应该是你优先做的事情，因为你知道，你开始运动后，无论是什么形式的运动，你都会立刻感觉好一些。

　　刚开始的时候，你可以找一些让你不那么痛苦的运动方式，比如跳尊巴或练普拉提，或者看看健身房有没有重量训练的课程。上这样的课时，你可以根据自己的能力调整重量。此外，你如果做运动了，那就好好做，要对得起你花费的时间。不要去进行无聊的北欧式健走，或者去了健身房却只在器械边和别人聊天，这不会给你带来任何好处。如果你不运动，你的后半生不会好过。你将不得不与越来越严重的健康问题和越来越常出现的疲惫感做斗争。

　　所以，请大声播放你最喜欢的音乐，在你的家里跳舞。买你喜欢的运动装备，比如一个有口袋放手机的运动上衣。播放你最喜欢的音乐，按照你自己的节奏在空气新鲜的地方慢跑吧。做你最喜欢的运动，一定要做！

（3）睡眠

　　我是个工作狂，但是我也知道，如果我一直充满冲劲，那将很难找到平衡。我经常开玩笑：其他人朝九晚五，我则是朝五晚九——5点起床，9点下班。从50岁开始，我很难再继续这样做。而且我明白，休息和睡眠不是懒惰的人专有的，而是提高生产力的必要条件。然而，女性往往不愿意休息。我的一些女性朋友有两三个甚至更多个孩子，她们干的是全职工作，但她们的家总是明亮整洁。她们看起来总是压力重重。她们快乐吗？我不确定她们是否有时间来想这件事。我为她们难过，因为我知道，她们把自己排在了最后。

我曾经认为，成功人士每天的睡眠时间不会超过 5 小时，直到我遇到一位非常厉害的心理导师。这位心理导师非常有名，他的事业十分成功，他似乎总是在工作。不过，他每天都能睡 8~9 小时，每天都去跑步，以此来保持头脑清醒。当然，他的背后有他的妻子支持他。当他告诉我他的睡眠状况时，我第一次接受了一个事实，即我的身体并非只需要 5 小时的睡眠，它可能需要 8~9 小时的睡眠，虽然我这些年每天只睡 5 小时。现在，在与每位患者沟通后，我都会闭上眼睛，静静休息 10 分钟，这也是一种很健康的工作方式。我还没有完全做到这一点，但是我在朝着这个方向努力，这能让我更加专注地面对我的患者。

睡眠的力量显然被低估了。睡眠是身体修复过程中非常重要的组成部分。所有的器官——肠道、大脑、肌肉、皮肤等——在睡眠期间都会进行再生。我们知道，长期处于过度疲劳状态的人不仅容易长胖，患急性心肌梗死的风险也很高，因为他们的神经系统一直处于压力状态，这会导致他们的血管不断收缩。为了保持血液循环，他们的心脏必须更加卖力地工作。最好的睡眠时间是午夜前，最好在房间里没有电子设备的情况下入眠，这意味着你要早早关掉手机和电脑。

（4）静心

你可能已经注意到了，我写的是"静心"，而不是"休息"。在这里，休息属于正常的生理需求，而静心指的是一天之中拥有一段只属于自己的时间。对我来说，这个时间是早上 5 点多，其他人还在梦乡中时。在这段时间里，我写下想做的事情，并且考量我现在的状态。这是一种正念的方式，你只是需要观察事情的状况。一段时间的平静让我在精神上"预览"我的一天：我想做什么，我不能忘记什么，我需要感谢什么。这种感恩练习非常重要，因为这让我每天有一刻能够关注生命中美好的事物。感恩的列表中最常出现的是我的孩子、丈夫和我自己的健康。我感恩的是我和家人可以在德国生活，可以在和平的环境中生活，并且拥有充足的食物。我很庆幸我的孩子不必在贫穷的环境中长大，而且他们的童年比我的童年更加稳定。

心存感激的人不会因为周边的人、天气或通勤而感到烦躁。感恩会让你看到并欣赏美好的事物，积聚积极的能量。如果我早上给了自己这样一段时间，我就会以完全不同的方式开始新的一天。通过沉思，我与我的内在取得了联系。我知道思绪就像无线电波一样。因此，我将自己的头脑调整到与我的生活、愿望和计划相一致的频率。

静心不是使头脑一片空白。恰恰相反，在平静中，我们会找到核心问题的答案，比如：我真正想要的是什么？我希望我的生活中发生什么好事？我准备和什么说再见？我如何过好今天，让我的能量得到很好的分配……这当然只是一些例子——每个人都可以根据自己的意愿确定自己的冥想形式。有的人可以在深度冥想中找到答案，而有的人可能需要通过祈祷找到答案。每个人与自己内在连接的方式都不一样。没关系，关键是要养成在一天中给自己留出思考时间的习惯。

如果有时间且有意愿，你可以在晚上坐下来进行思考和写作，这就像以前写日记一样美好。你可以记录一天过得如何，是否完成了计划，在哪些方面还有改进空间（什么进展得不够顺利）。结束一天的最佳方式是想想你要感谢什么。为了不再继续想还有什么没做，或者想让自己感到烦恼的事情，我睡前对自己说的最后一句话是：今天结束了，你做了你能做的一切，关灯！

告诉我你想要什么（你真的想要什么）

在第二部分，我已经谈到了愿望与梦想的重要性，而现在是把你的这些愿望与梦想摆到台面上的时候了。我们穿过了"激素迷雾"，发现自己真正的愿望与梦想被搁置了——这可能让我们对周围的人充满怨念。在那些不眠之夜，我们真正想要的、对我们来说真正重要的事情自然会浮出水面。

如果到现在为止，你只是为别人而活，这是正常的，也是有必要的。但是，现在是时候轮到你实现自己的梦想了。这也是在围绝经期发生的美妙转变：经过漫长的旅程，我们终于又活成了自己。想想你希望如何过自己的生活。你想如何生活？你想和谁一起度过余生？你不想再在谁身上浪费时间？你想做什么？你想创造或体验什么？

　　首先，你不要忧心忡忡，也不必在看到路的尽头后才迈出第一步。我知道很多女性在更年期做了很棒的事情——摆脱了旧的生活，有意识地寻找最适合自己的东西，为了实现自己的梦想而冒险。不仅是生活经历和生活环境给了我们做这些事的勇气，我相信激素也助了一臂之力。我们非常钦佩那些在经历了激素动荡期后活出自我的女性，还有那些在更年期前就已经非常酷，在更年期后更是蜕变为大女人的女性，比如克里斯蒂娜·拉加德（Christine Lagarde）、米歇尔·奥巴马（Michella Obama）。是的，默克尔（Merkel）也是 50 岁才当上德国总理的，而在此前的 10 年中，她一定也在努力。

　　以前，人们抱怨说在好莱坞的电影里看不到 40 岁以上的女性，而今天情况已经发生了逆转：莫妮卡·贝鲁奇（Monica Bellucci）、梅丽尔·斯特里普（Meryl Streep）、凯瑟琳·泽塔－琼斯（Catherine Zeta-Jones）、凯特·布兰切特（Cate Blanchett）、朱莉娅·罗伯茨（Julia Roberts）、妮可·基德曼（Nicole Kidman）、海伦·米伦（Helen Mirren）都是银幕上的女神。我们喜欢以前的她们，但更喜欢现在强大、立体的她们。

　　不仅宏大的愿望要占据我们生活的中心，小点儿的愿望也应该有它们的位置。试着每天做一些让你感到高兴的事情。这听起来可能像是陈词滥调，但完全不是这样的。当压力出现时，取悦自己的事情往往是第一个被女性从待办事项中排除的。女性忘掉自己，忘掉自己的愿望，不再关注自己的需求。女性告诉自己，时间就是金钱，她们试图用更多的事情来填充已经被塞满的日程表。女性每天都对自己说，我不是来享乐的，我是来工作的。我想说：不，我们不是这样的。你想烈焰红唇，穿上高跟鞋、牛仔裤去上班？那就这么穿。你不想和亲戚煲电话粥，而想喝着红酒，拿着一本书在沙发上窝着？我为你点赞。你想在车里放艾瑞莎·富兰克林（Aretha Franklin）的歌？那就放。

重点是你自己想要什么。相信我，我见过的负面例子够多了，尤其是我们上一辈的女性，她们从未善待过自己。她们对自认为多余的东西皱着眉头。享受和美好只属于圣诞节或银婚纪念日等少见的日子。她们在各个方面都节俭，无论是对金钱、感情还是精力。这些女性大多疾病缠身。她们牺牲自己的健康为他人服务，完全忽视了她们自己的需求。我相信，长期没有发自内心地快乐、没有享受生活的人会生病。即使生病了，很多女性还会担心自己变成别人的负担。

没有享受的生活是多么的可悲！炎热的夏日，让你的秀发在敞篷车里疯狂地飘扬吧。希望你在生命的最后一刻，唱着的不是乌多·尤尔根斯（Udo Jürgens）那首苦情歌《我从未到过纽约》，而是弗兰克·辛纳屈（Francis Sinatra）的《我的路》。

第七感

怎么聊这个话题比较好，我思考了很长时间。我是一个崇尚科学的人，但是我找不到激素紊乱后的女性出现这种特殊现象的依据。这些女性拥有了"第七感"（我儿子称之为"蜘蛛侠感"）。而以前就比较敏锐的女性，如今变得更加敏锐。也许这要得益于这些女性已经学会相信自己的直觉。归根到底，这其实都可以用科学的方式解释清楚，因为科学和神秘主义并不是互相排斥的，"神秘"的事物只不过是我们还未了解的事实。当我们说"第七感"的时候，其实是我们对某些事情产生了怀疑，我们的直觉说A对，但是我们的理智觉得似乎B是对的。很多人试图理解这种现象，其中之一是神经学家乔·迪斯彭扎（Joe Dispenza）博士。他认为物质和能量没有区别，因为所有的物质都是由分子组成的，每个分子都是由原子组成的，而原子只不过是以电子、质子、中子的形式吸引和排斥能量而已。如果我们假设物质和能量没有区别，那就可以更进一步，假设在另一个层面上存在一个能量场，所有的物质都起源于这个能量场，人们可以与这个能量场连接，因为人也是由能量构成的，只不过是以物质的形式。此外，想法也只不过是脑电波而已（这是事实），也是可以通过脑电图测量的能量。

你的直觉给你一个信号，这通常是一种古老的反射，也许可以追溯到石器时代。这是一种无言的警告，一种古老能量流的"爬虫脑反射"。你的直觉永远不会欺骗你，因为"爬虫脑"（本能脑）和能量不会撒谎，只有人才会撒谎。这与激素有什么关系？我不知道。我只是观察到，年轻女孩也会出现第七感，这种能力在青春期比较强，之后在"激素大滑坡"中被掩埋。在第二

第七感

次激素剧变发生后，迷雾散去，"第三只眼"睁开了，开始看世界。

上述这些当然是以看手相或解读塔罗牌为生的人的陈词滥调的"原浆"，也是自古以来，无论男女在危急关头都想求助于祖先的原因。而这对你来说意味着什么？现在，是时候相信你用"第三只眼"看到的东西了。请坚定地相信自己的直觉，做出决定，即使这会招致不理解的目光。你使用了一个古老的武器——直觉。它确保人类的生存，也决定了处于困境中的孩子能否生存。人们甚至用祖母效应来解释更年期的出现。

智人和虎鲸是动物王国中仅有的生育能力不能持续到生命尽头的生物。祖母效应指的是，女性最终将作为祖母，凭借理性和直觉完成保护后代和后辈孕妇的重要使命。只要祖母和孙子孙女们在一起生活，这些孩子显然比没有祖母的孩子更有生存优势。所以你看，大自然母亲并不愚蠢：她知道女性在绝经后会释放特殊能量。

灵魂清洁剂——让你的灵魂保持洁净

在更年期，我们中的很多人第一次明白，每个人都有两段生命，只有第一段生命结束，第二段生命才会开启。我们需要更加关怀自己。我们的时间变得更加宝贵，不能再浪费在与我们不合的人和我们不喜欢的事情上。我们已经掌握了很多方法来把我们与不合适的事情区隔开来。我们拥有力量，能够与那些不能给"心理账户"增值的人和事说再见。

我们与父母或父母中一方的关系在更年期具有特殊的地位：我们会意识到一些以前从未意识到的东西。有时，我们可以看到父母更真实的一面。这通常与父母需要被看护有关，而这个需求也让我们与父母的角色发生了转换。在这种情况下，宽恕对于修复我们与父母的关系极为重要，即使他们已经不在人世。选择宽恕他人的人是自由的，因此，选择宽恕父母，首先获益的是我们自己。当然，对于生命中出现的其他伤害过我们的人也一样。我们和兄弟姐妹、丈夫或前任之间的冲突需要进行清理。清理的结果要么是治愈，要么是离开不健康的关系。

我们第二段人生是否幸福取决于几大要素：不仅仅需要激素平衡，饮食、享受和运动对我们很重要，培育良好的关系也一样重要。如果我们不在乎，年龄就只是一个数字；如果我们心情不好，我们就会觉得自己老了，无论身份证显示的年龄是多少。这就是心理健康如此重要的原因，因为它和我们的能量成正比：从长远来看，侵蚀我们、给我们的灵魂带来负担的东西会从我们的"蓄电池"中窃取能量，最终剥夺我们的健康。

请花点儿时间给自己：锻炼身体，吃优质的健康食物。定期与我们的精神支柱进行"连接"，无论它是宇宙、上帝还是其他神明。进行冥想，寻找内在的平静，我们的内在有答案在等着我们。

尽可能地走进大自然，享受大自然。减少使用社交媒体和电子产品的时间，特别是在晚上。把每一天做些好的事情作为目标，即使是每天做一些小事，只要它能给我们带来快乐就好。注意自言自语的时候会说什么，经常会问自己什么问题。这些问题对我们来说应该是具有建设性的问题（如"为什么是我？"），我们可以在答案中拓宽我们的世界。

把家当作一座寺庙：这里是我们的避难所，只有让我们快乐的东西才能出现在这里。远离对我们不利的人，花时间和那些让我们感觉良好、有安全感的人在一起。让自己获得尊重，让灵魂远离肮脏的东西同样很重要。如果我们开始关注对自己有益的事情，我们在这个地球上的生活可以很美好。让我们的心灵歌唱。让我们一起高唱《尊重》。尊重我们的生命、需求、身体和灵魂。请从今天开始这样做。而其他的一切，我们不必花时间理会。

结语 终于获得自由

你还记得《黄金女郎》吗？这是 20 世纪 90 年代的一部美国情景剧，讲的是布兰奇、罗斯和多萝西三个朋友以及多萝西的母亲索菲亚一同生活在佛罗里达州一间别墅里的故事。这部剧集的创作动机是在制片人拜访他的姨妈后产生的——他的姨妈和邻居启发他创作了这部关于中老年妇女的剧集。这部剧集的最大笑点是佛罗里达州老年人的生活方式，该剧因此获得了巨大的成功。我们也想在退休后过这样的生活！天气一直都是那么晴朗，好朋友就在身边，总有欢声笑语。该剧中又虚荣、又性饥渴的布兰奇的扮演者在剧集开拍时就已经 50 岁了。一位 50 岁的演员，除了扮演慈祥的老年人外，还能扮演什么人呢？虽然这样的疑问在如今看起来有些荒谬，但在不久前还是正常的。如今已经 50 多岁的哈莉·贝瑞（Halle Berry）、米歇尔·奥巴马、施特菲·格拉芙（Stefanie Graf）都是伟大的女性，没有人称她们为"老人"。

这些女性一定有你也已收获的东西——自由。终于不需要再去寻找真命天子了，没有恼人的经前期综合征，没有痛经，再也不用承受避孕药的副作用了，不需要再换尿布和母乳喂养枕头，也不需要把家人的需求放在首位（是的，以前的你喜欢这样做）。你可以自由地做你一直想做的事情了。你可以成为你一直想成为的人了。为什么不这样呢？如果说年龄告诉了你什么，那一定是：生命如此短暂，不应该以别人的想法来塑造你的生活。

更年期是一个神奇的时期，因为它强迫你去照顾你生命中最重要的人——你自己。空姐在飞机起飞前的广播里说了什么？如果遇到机舱失压，请将掉落的氧气面罩戴在口鼻处，然后再照顾儿童或者有需要的人。广播没有说：请先照顾好你的邻座，比如24号和22号的乘客。广播当然也不会说：好妈妈、好妻子、好同事应该先照顾好他人，只有到了筋疲力尽、力不从心的时候才能照顾自己。

你只有身体健康，才能照顾别人。只有"激素迷雾"散去，你才能听到内心的声音，才能看到你真正想要的和需要的东西。你的阻碍更少了，实现自己愿望的力量更强了，你不想再在担心别人的想法上浪费精力。无论是在精神上还是在日常生活中，你摆脱了很多长期以来压迫你的负担：孩子长大了，与伴侣的关系成熟了，说"不"比以前容易多了。与此同时，越来越多的女性意识到，我们拥有的力量比我们想象中的更加强大。毕竟，目前我们所做的一切都是脚踏实地做出来的。通过多年的多任务训练，我们现在可以付出一切，去追逐自己的梦想。

当然，如何度过自己的更年期，每位女性需要自己决定，无

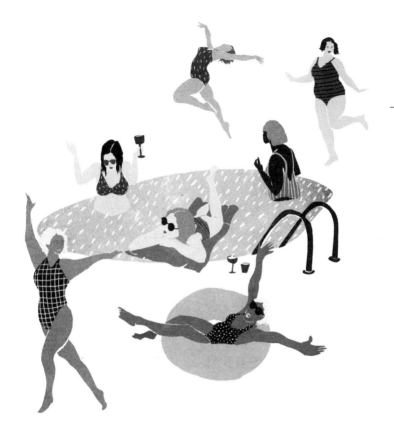

论是从个人层面，还是从医学层面：各种症状让你惊醒，你意识
到你和自爱之间还有鸿沟，你的健康和幸福变成了当下的焦点。
但是，只有在充分获取信息，真正知道你的决定意味着什么的时
候，你才能慎重地做出决定。当然，可能你的同事或闺蜜在没有
进行激素替代治疗的情况下度过了更年期，也许你也在考虑不用
激素，而采取其他的方法来度过更年期。

　　我的目标是让你了解可能发生的事情，让你有能力根据自己需求来制订度过更年期的方案。只有掌握知识，你才能清醒，不恐惧，不需要美化了的辞藻。这是你的路，是你一个人的路，不是我的，不是你闺蜜的，也不是你母亲的。只有当你和世界上的每位女性都了解了我们医疗专业人士掌握的事实，你们才有可能根据自己的需求来制订度过更年期的方案。

　　就我个人而言，我已经决定我要活过 100 岁，并且至少要到 90 岁的时候还是健康的。在那之前，我想跳舞，享受美妙的音乐；在我有兴趣的时候，与我的男人亲热；我想和我的姐妹去迈阿密度假，和她一起在沙滩上吃西瓜；我想在和风吹拂的夜晚看星星，深呼吸，感谢世界给我的一切。我知道，只有在我身体健康、不受病痛困扰的情况下，我才能做到这一切。所以，我会尽我所能保持健康。当然，亲爱的读者，我希望你也一样。

　　这就是我写这本书的原因。看了这本书，你做出判断时，就不会只依赖医生的只言片语。我还希望终结那种在父权思维下形成的偏见——"女性的需求是次要的，我们女性应该安静地在便宜的小房子里待着。老年人医疗协会有权力决定我们应该知道什么，有什么是不需要向我们解释的，因为那些东西太复杂了，一般女性根本理解不了"。我厌倦了生活在一个医疗服务更倾向于男性的世界；我厌倦了如今英姿飒爽的女性被仍停滞在 20 世纪七八十年代的医学束缚；我厌倦了女性的智力被如此低估，没有人告诉女性激素缺乏的全部真相，没有人让女性走自己的路，没有人让女性与医生进行平等的交谈。

大部分女性一点儿也不天真，她们经验丰富，而且非常聪慧。当下的你就是这样的。更年期不是一个黑洞，而是一个能帮你跨入人生新阶段的中转站。到了路的另一头，你将看到一个全新版本的自己——一个浴火重生，掌控自己生活的你。

此刻，我想为你和所有其他女性干杯。为你干杯，亲爱的读者，你的第二段人生从今天开始。就像英国辣妹组合成员玫兰妮·切斯霍姆（Melanie Chisholm）唱的那样："这只是个开始，并不是结束。一切都会变得不一样。"

把秋裤扔到衣柜里，换上比基尼，在游泳池里用你成熟性感的臀部砸出一个"水花炸弹"。我会在这里关照你，并为你欢呼，因为你可以安全地享受你生命中最美好的夏天。你是浴火的女人。噼里啪啦，燃烧吧，炙热的你！

致　谢

写下心中一直想写的主题并不容易，我有好多话想说，有好多话必须说。因此，我首先要感谢罗沃尔特出版社出色的编辑尤利娅·祖霍斯基（Julia Suchorski）：你给予了我充分的信任，帮我完成了这本书。虽然你距离更年期还有几年，但是你现在也已浴火重生了。

找到志同道合、能够看到并理解自己想法的人并不容易，而如果有人可以通过图画把这些想法表达出来，那就更难得了。感谢我们这个时代最有才华的插画家，路易莎·施托默尔（Luisa Stömer）：谢谢你。

我还要感谢两位浴火的女子，彼得拉·施皮克曼（Petra Spiekermann）和乌尔丽克·沙费尔（Ulrike Schfer）：感谢你们一直在我身边，感谢你们竭尽全力将我的想法传达给世界；我们的相识是一份大礼，和你们在一起我实在是太开心了。

感谢世界上最好的丈夫：你在奥地利的滑雪场点燃了我心中

的火炬，你让它永不熄灭。

还要感谢弗丽达（Frida）和琳（Linn）：你们每天都让我看到作为当代年轻女性的意义。我们每个人都燃着一团火，每个人的色彩都不同。愿这团火照亮我们的路：有时我们要走的路以前没有人走过，因此那将是一条看不见尽头的路，而冒险的意义正在于无论如何都要去做。

感谢埃利亚斯（Elias）：谢谢你的幽默感，谢谢你的"蜘蛛侠感"和你的超能力。你也会用你的光改变这个世界。每个人都会让世界变得不同，相信我。

还要特别感谢我的妹妹特雷莎（Theresa）：你给了我很多宝贵的建议。你答应我了，我们要一起去迈阿密购物！

衷心感谢我的妈妈：你早就告诉我写作的重要性。你打字的嗒嗒声是我动荡童年中的珍贵记忆。感谢你在我 8 岁的时候让我学会打字，并且相信我的写作能力。

我还要感谢我出色的实践团队，它由玛丽亚（Maria）、纳迪娜（Nadine）、弗伦齐（Franzi）和安娜贝勒（Annabelle）组成。

还有威尔逊（Wilson）：你在 14 年前对我说了什么？你是我的基石，我在你的帮助下建造了我的教堂。看生活带给了我们什么？感谢你的友谊，有你做朋友，真是再幸运不过的事情了。

最后，我想感谢你，亲爱的读者。在写作过程中，我总觉得你不是在我的诊室里，而是在我家里，我们在厨房里闲聊。很荣幸，我能陪你度过你生命中可能最炙热的夏天。抱抱。

致谢

参考文献

[1] Kołodyńska G., Zalewski M., Rożek-Piechura K. Urinary incontinence in postmenopausal women-causes, symptoms, treatment. Prz Menopauzalny. 2019 Apr; 18(1): 46–50.

[2] Ebbesen M. H., Hunskaar S., Rortveit G., Hannestad Y. S. Prevalence, incidence and remission of urinary incontinence in women: Longitudinal data from the Norwegian HUNT study (EPINCONT): BMC Urol. 2013 May; 1327.

[3] de Groat W. C., Griffiths D., Yoshimura N. Comprehensive Physiology: Wiley-Blackwell. 2014: 327–396.

[4] Li M., Sun Y., Simard JM., Chai TC. Increased transient receptor potential vanilloid type 1 (TRPV1) signaling in idiopathic overactive bladder urothelial cells. Neurourol Urodyn. 2011 Apr; 30(4): 606–611.

[5] Reid G., Burton J. P. Urinary incontinence: Making sense of the urinary microbiota in clinical urology. Nat Rev Urol. 2016 Oct; 13(10): 567–568.

[6] Hilt E. E., McKinley K., Pearce M. M., Rosenfeld A. B., Zilliox M. J., Mueller E. R., Brubaker L., Gai X., Wolfe A. J., Schreckenberger P. C. Urine is not sterile: use of enhanced urine culture techniques to detect resident bacterial flora in the adult female bladder. J Clin Microbiol. 2014 Mar; 52(3): 871–876.

[7] Khasriya R., Sathiananthamoorthy S., Ismail S., Kelsey M., Wilson M., Rohn J. L., Malone-Lee J. Spectrum of bacterial colonization associated with urothelial cells from patients with chronic lower urinary tract symptoms. J Clin Microbiol. 2013 Jul; 51(7): 2054–2062.

[8] Pearce M. M., Hilt E. E., Rosenfeld A. B., Zilliox M. J., Thomas-White K., Fok C., Kliethermes S., Schreckenberger P. C., Brubaker L., Gai X., Wolfe A. J. The female urinary microbiome: a comparison of women with and without urgency urinary incontinence. MBio. 2014 Jul; 5(4): 1283–1314.

[9] Brubaker L., Wolfe A. J. Microbiota in 2016: Associating infection and incontinence with the female urinary microbiota. Nat Rev Urol. 2017 Feb;

14(2): 72–74.

[10] Subak L. L., Wing R., West D. S., Franklin F., Vittinghoff E., Creasman J. M., Richter H. E., Myers D., Burgio K. L., Gorin A. A., Macer J., Kusek J. W., Grady D., PRIDE Investigators. Weight loss to treat urinary incontinence in overweight and obese women. N Engl J Med. 2009 Jan; 360(5): 481– 490.

[11] Liu J., Eden J. Experience and attitudes toward menopause in Chinese women living in Sydney.– a cross sectional survey. Maturitas. 2007 Dec; 58(4): 359–365.

[12] Heiradi, M.Sexual Function and Factors Affecting Menopause: A Systematic Review. J Menopausal Med. 2019 Apr; 25(1): 15–27.

[13] Ornat L., Martínez-Dearth R., Muñoz A., Franco P., Alonso B., Tajada M., Pérez-López F. R. Sexual function, satisfaction with life and menopausal symptoms in middle-aged women. Maturitas. 2013 Jul; 75(3): 261–269.

[14] Beygi M., Fahami F., Hasan-Zahraei R., Arman S.Sexual dysfunction in menopause. J Isfahan Med. Sch. 2008; 26: 294–300.

[15] RingaV., Diter K., Laborde C., Bajos N.Women's sexuality: from aging to social representations. J Sex Med. 2013 Oct; 10(10): 2399–2408.

[16] Nastri C.O., Lara L.A., Ferriani R.A., Rosa-E-Silva A.C., Figueiredo J. B., Martins W.P. Hormone therapy for sexual function in perimenopausal and postmenopausal women. Cochrane Database Syst Rev. 2013 Jun; (6).

[17] Tessler Lindau S., M. D., M.A.P.P., Schumm L. P., M. A., Laumann E. O., Ph. D., Levinson W., M. D., O'Muircheartaigh C. A., Ph. D., Waite L. J., Ph. D. A Study of Sexuality and Health among Older Adults in the United States. The New England Journal of Medicine. 2007 Aug; 357(8): 762–774.

[18] Magiliano M.Menopausal arthralgia: Fact or fiction. Maturitas. 2010 Sep; 67(1):29–33.

[19] Szoeke C. E., Cicuttini F. M., Guthrie J. R., Dennerstein L. The relationship of reports of aches and joint pains to the menopausal transition: a longitudinal study. Climacteric. 2008 Feb; 11(1): 55–62.

[20] Qin J., Barbour K. E., Murphy L. B., Nelson A. E., Schwartz T. A., Helmick C. G., Allen K. D., Renner J. B., Baker N. A., Jordan J. M. Lifetime Risk of Symptomatic Hand Osteoarthritis: The Johnston County Osteoarthritis Project. Arthritis Rheumatol. 2017 Jun; 69(6): 1204–1212.

[21] Hanna F. S., Teichtahl A. J., Wluka A. E., Wang Y., Urquhart D. M., English D. R., Giles G. G., Cicuttini F. M. Women have increased rates of cartilage loss and progression of cartilage defects at the knee than men: a gender study of adults without clinical knee osteoarthritis. Menopause. 2009 Jul–Aug; 16(4): 666–670.

[22] Ma H. L., Blanchet T. J., Peluso D., Hopkins B., Morris E. A., Glasson S. S. Osteoarthritis severity is sex dependent in a surgical mouse model. Osteoarthritis Cartilage. 2007 Jun; 15(6): 695–700.

[23] Cirillo D. J., Wallace R. B., Wu L., Yood R. A. Efect of hormone therapy on risk of hip and knee joint replacement in the Women's Health Initiative. Arthritis Rheum. 2006 Oct; 54(10): 3194–3204.

[24] Smolen J. S., Aletaha D., McInnes I. B. Rheumatoid arthritis. Lancet. 2016

Oct; 388(10 055): 2023–2038.

[25] Carmona L., Cross M., Williams B., Lassere M., March L. Rheumatoid arthritis. Best Practice and Research. Clinical Rheumatology. 2010 Dec; 24(6): 733–745.

[26] Frankfurt M., Gould E., Woolley C. S., McEwen B. S. Gonadal steroids modify dendritic spine density in ventromedial hypothalamic neurons: a Golgi study in the adult rat. Neuroendocrinology. 1990 May; 51(5): 530–535.

[27] Frankfurt M., Luine V. Hormones and Behavior. Elsevier. 2015 Aug; 74: 26–28.

[28] Saldanha C. J., Remage-Healey L, Schlinger B. A. Synaptocrine signaling: steroid synthesis and action at the synapse. Endocr Rev. 2011 Aug; 32(4): 532–549.

[29] Kato A., Hojo Y., Higo S., Komatsuzaki Y., Murakami G., Yoshino H., Uebayashi M., Kawato S. Female hippocampal estrogens have a signifcant correlation with cyclic fuctuation of hippocampal spines. Front. Neural Circuits. 2013 Oct; 7: 149.

[30] Wei J., Yuen E. Y., Liu W. Li X., Zhong P., Karatsoreos I. N., McEwen B. S., Yan Z. Estrogen protects against the detrimental efects of repeated stress on glutamatergic transmission and cognition. Mol Psychiatry. 2014 May; 19(5): 588–598.

[31] Hampson E., Becker J. B.; Breedlove S. M.; Crews D.; McCarthy M. M. Sex Differences in human brain and cognition:the influence of sex steroids in early and adult life. Boston, MIT Press; 2002.

[32] Gillies G. E., McArthur S. Estrogen actions in the brain and the basis for differenzial action in men and women: a case for sex-specific medicines. Pharmacol Rev. 2010 Jun; 62(2): 155–198.

[33] Joffe H., Hall J. E., Gruber S., Sarmiento I. A., Cohen L. S., Yurgelun-Todd D., Martin K. A. Estrogen therapy selectively enhances prefrontal cognitive processes: a randomized, double-blind, placebo-controlled study with functional magnetic resonance imaging in perimenopausal and recently postmenopausal women. Menopause. 2006 May–Jun; 13(3): 411–422.

[34] Pike C. J. Sex and the development of Alzheimer's disease. J Neurosci Res. 2017 Jan 2; 95(1–2): 671–680.

[35] Brown, L. M., Clegg, D. J. Central Effects of Estradiol in the Regulation of Adiposity. J Steroid Biochem Mol Biol. 2010 Oct; 122(1–3): 65–73.

[36] Davis, S. R., Castelo-Branco, C., Chedraui, P., Lumsden, M. A., Nappi R. E., Shah, D., Villaseca, P. as the Writing Group of the International Menopause Society for World Menopause Day 2012. Understanding weight gain at menopause. 2012 Sept. 419–429.

[37] Brown, L. M., Clegg, D. J. Central Effects of Estradiol in the Regulation of Adiposity. J Steroid Biochem Mol Biol. 2010 Oct; 122(1–3): 65–73.

[38] Neuhouser, M. L., Araoaki, A. K., Prentice, R. L., Manson, J. E., Chlebowski, R., Carty, C. L., Ochs-Balcom, H. M., Thomson, C. A., Caan, B. J., Tinkler, L. F., Peragallo-Urrutia, R., Knudtson, J., Anderson, G. L. Overweight, Obesity and Postmenopausal Invasive Breast Cancer Risk. JAMA Oncol. 2015;1(5):

231

611–621.

[39] Iorga, A., Cunningham, C. M., Moazeni, S., Ruffenach, G., Umar, S., Eghbali, M. The protective role of estrogen and estrogen receptors in cardiovascular disease and the controversial use of estrogen therapy. Biol Sex Differ 8, 33 (2017).

[40] Keteepe-Arach T., Sharma S. Cardiovascular Disease in Women: Understanding Symptoms and Risk Factors. European Cardiology Review 2017; 12(1): 10–13.

[41] Keteepe-Arach T., Sharma S. Cardiovascular Disease in Women: Understanding Symptoms and Risk Factors. 13.

[42] Daly C., Clemens F., Lopez-Sendon J. L., Travazzi L., Boersma E., Danchin N., Delahave F., Gitt A., Julian D., Mulcahy D., Ruzvllo W., Thygesen K., Verheugt F., Fox K. M. Gender differences in the management and clinical outcome of stable angina. Circulation. 2006 Jan 31; 113(4): 490 – 498.

[43] McLarty A., Mann N., Lawson W. E., Foster A. Womens heart health series: a mini-symposium. Med Sci Monit. 2003 Jun; 9(6): 103–110.

[44] Margaret E. Wierman, Wiebke Arlt, Rosemary Basson, Susan R. Davis, Karen K. Miller, Mohammad H. Murad, William Rosner, Nanette Santoro: Androgen Therapy in Women: A Reappraisal: An Endocrine Society Clinical Practice Guideline.

[45] Fournier A., Berrino F., Clavel-Chapelon F. Unequal risks for breast cancer associated with different hormone replacement therapies: results from the E3N cohort study. Breast Cancer Res Treat. 2008 Jan; 107(1): 103–111.

[46] Stute P. Is breast cancer risk the same for all progestogens? Arch Gynecol Obstet. 2014 Aug; 290(2): 207–209.

[47] Rosano G. M., Webb C. M., Chierchia S., Morgani G. L., Gabraele M., Sarrel P. M., de Ziegler D., Collins P. J. Natural progesterone, but not medroxyprogesterone acetate, enhances the beneficial effect of estrogen on exercise-induced myocardial ischemia in postmenopausal women. Am Coll Cardiol. 2000 Dec; 36(7): 2154–2159.

[48] Filho A. S., Soares Júnior J. M., Arkader J., Maciel G. A., Baracat E. C. Attitudes and practices about postmenopausal hormone therapy among female gynecologists in Brazil. Maturitas. 2005 Jun 16; 51(2): 146–153.

[49] Buhling K. J., von Studnitz F. S., Jantke A., Eulenburg C., Mueck A. O. Use of hormone therapy by female gynecologists and female partners of male gynecologists in Germany 8 years after the Women's Health Initiative study: results of a survey. Menopause. 2012 Oct; 19(10): 1088–1091.

[50] Bellocco R., Marrone G., Ye W., Nyrén O., Adami H. O., Mariosa D., Lagerros Y. T. A prospective cohort study of the combined effects of physical activity and anthropometric measures on the risk of post-menopausal breast cancer. Eur J Epidemiol. 2016 Apr; 31(4): 395–404.

[51] Rossouw J. E., Anderson G. L., Prentice R. L., LaCroix A. Z., Kooperberg C., Stefanick M. L., Jackson R. D., Beresford S. A., Howard B. V., Johnson K. C., Kotchen J. M., Ockene J.; Writing Group for the Women's Health Initiative Investigators. Risks and benefits of estrogen plus progestin in healthy

232

postmenopausal women: principal results From the Women's Health Initiative randomized controlled trial. JAMA. 2002 Jul 17; 288(3): 321–333.

[52] Papadopoulos A., Guida F., Leffondré F., Cénée S., Cyr D., Schmaus A., Radoï L., Paget-Bailly S., Carton M., Menvielle G., Woronoff A.-S., Tretarre B., Luce D., Stücker I. Heavy smoking and lung cancer: Are women at higher risk? Result of the ICARE study. Br J Cancer. 2014 Mar 4; 110(5): 1385–1391.

[53] Howlader N., Noone A. M., Krapcho M. SEER Cancer Statistics Review, 1975–2016. Table 4. 17. Cancer of the female breast (invasive)-Lifetime risk of being diagnosed with cancer given alive at current age. National Cancer Institute. Bethesda, MD. Accessed on November 5, 2019.

[54] Ziaei S., Kazemnejad A., Zareai M. The effect of vitamin E on hot flashes in menopausal women. Gynecol Obstet Invest. 2007; 64(4): 204–207.

[55] Elkins G. R., Fisher W. I., Johnson A. K., Carpenter J. S., Keith T. Z. Clinical hypnosis in the treatment of postmenopausal hot flashes: a randomized controlled trial. Menopause. 2013 Mar; 20(3): 291–298.

[56] Winther K., Rein E., Hedman C. Femal, a herbal remedy made from pollen extracts, reduces hot flushes and improves quality of life in menopausal women: a randomized, placebo-controlled, parallel study. Climacteric. 2005 Jun; 8(2): 162–170.

[57] Nayak C., Singh V., Singh K., Singh H., Gupta J., Lamba C. D., Sharma A., Sharma B., Indira B., Bhuvaneshwari S., Bindra S. K., Luxmi K. S. Management of distress during climacteric years by homeopathic therapy. Complement Med. 2011 Nov; 17(11): 1037–1042.

[58] Winnifred Cutler, Regula Bürki, James Kolter, Catherine Chambliss, Erika Friedmann, Kari Hart. Invasive Breast Cancer Incidence in 2,305,427 Screened Asymptomatic Women: Estimated Long Term Outcomes during Menopause Using a Systematic Review. PLoS One. 2015; 10(6).

233

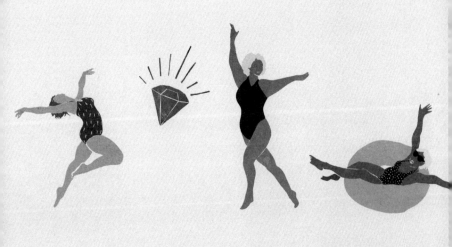

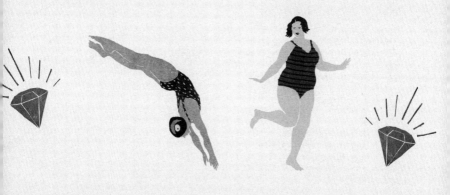

Original Title: Woman on Fire

Alles über die fabelhaften Wechseljahre

Copyright © 2020 by Rowohlt Verlag GmbH, Hamburg

Simplified Chinese language edition arranged through Beijing Star Media Co. Ltd., China.

Simplified Chinese Translation Copyright © 2023 by Beijing Science and Technology Publishing Co., Ltd.

著作权合同登记号　图字：01-2023-1040

图书在版编目（CIP）数据

　　炙热的你：关于了不起的女性更年期的一切 /（德）希拉·德利兹著；（德）路易莎·施托默尔绘；马心湖译. —北京：北京科学技术出版社，2023.6（2025.4 重印）

　　书名原文：WOMAN ON FIRE

　　ISBN 978-7-5714-2965-2

　　Ⅰ.①炙… Ⅱ.①希… ②路… ③马… Ⅲ.①女性—更年期—保健—基本知识 Ⅳ.① R711.75

　　中国国家版本馆 CIP 数据核字（2023）第 041790 号

策划编辑：	胡　诗
责任编辑：	代　艳
责任校对：	贾　荣
图文制作：	天露霖
责任印制：	李　茗
出 版 人：	曾庆宇
出版发行：	北京科学技术出版社
社　　址：	北京西直门南大街16号
邮政编码：	100035
电　　话：	0086-10-66135495（总编室）　0086-10-66113227（发行部）
网　　址：	www.bkydw.cn
印　　刷：	北京中科印刷有限公司
开　　本：	889 mm × 1194 mm　1/32
字　　数：	173千字
印　　张：	7.75
版　　次：	2023年6月第1版
印　　次：	2025年4月第19次印刷
ISBN 978-7-5714-2965-2	

定　　价：79.00 元

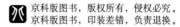